著名侗医姜彦儒

# 《本草医方》整理研究

姜彦儒 ———————— 原著

龙运光　吴通照　杨通煊　杨　焕 ———————— 主编

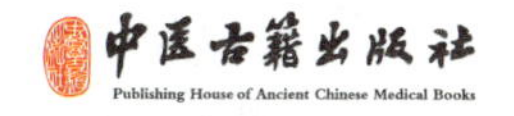

图书在版编目（CIP）数据

著名侗医姜彦儒《本草医方》整理研究 / 龙运光等主编 . — 北京：中医古籍出版社，2022.9（2024.10 重印）

ISBN 978-7-5152-2492-3

Ⅰ . ①著… Ⅱ . ①龙… Ⅲ . ①侗医－中医临床－经验－中国－清后期 Ⅳ . ① R297.2

中国版本图书馆 CIP 数据核字（2022）第 077874 号

著名侗医姜彦儒《本草医方》整理研究

龙运光 吴通照 杨通煊 杨 焕 主编

---

策划编辑 郑 蓉
责任编辑 吴 頔
封面设计 蔡 慧
出版发行 中医古籍出版社
社　　址 北京市东城区东直门内南小街 16 号（100700）
电　　话 010-64089446（总编室）010-64002949（发行部）
网　　址 www.zhongyiguji.com.cn
印　　刷 北京市泰锐印刷有限责任公司
开　　本 880mm × 1230mm 1/32
印　　张 6.625 彩插 16 页
字　　数 90 千字
版　　次 2022 年 9 月第 1 版 2024 年 10 月第 2 次印刷
书　　号 ISBN 978-7-5152-2492-3
定　　价 39.80 元

## 《著名侗医姜彦儒〈本草医方〉整理研究》

## 编辑委员会

**原　著**　姜彦儒

**顾　问**　姜学鹏　姜学涛　姜学炎

**主　编**　龙运光　吴通照　杨通煊　杨　焕

**副主编**　欧阳梦　吴秀武　郑茂钊　黄元喜
　　　　　龙滢任　龙彦合

**编　委**　欧智勇　李光泉　胡嘉兴　杨　璇
　　　　　姚本富　姜大熙　姜学梁　姜学相

**编写单位**

贵州省剑河县民族中医院

黔东南弘扬民族医药研究所

## 著名老侗医

# 姜彦儒生平简介

姜彦儒（1856—1914），男，侗族，出生于贵州省剑河县南明镇凯寨村的一个农民家庭，家中兄弟 3 人，排行老大。其父姜仁凤勤劳持家，除了做好粮食作物生产，还充分利用山区木材山果野味优势，依靠居住在江河旁的有利条件，采集山货和伐木放排，外出交换盐巴、棉纱、火柴等商品回寨销售，久之便成为当地富裕之家。姜仁凤深受“万般皆下品，唯有读书高”的孔孟学术思想影响，在姜彦儒幼年时期，即送到南明私塾老师家中读书，姜彦儒学习十分勤奋，颇有学识，曾多次参加乡试科考，但屡考未能中举。后因父亲积劳成疾，卧床半年，病重逝世。一家 4 口人的生活靠母亲和姜彦儒劳作维持，不久母亲生病，为了救治母亲的病，他四处寻医访药，但经多方医治，未见起沉疴。于是，姜彦儒便弃乡试科举而立志学医。从此，他四处求教，拜师学习，在学习中实践应用，在临证中提高，不几年便成了南明凯寨一代稍有名气的侗族医生。

## 诚信求教　提高医技

姜彦儒经过几年的学习实践，对常见病虽能独立诊治，但对急危重症还是缺乏医术。一次，一个放木排的人在凯寨前的八卦河上不小心被木排夹断小腿，当时血流不止，局部肿胀疼痛难忍，急请姜彦儒医治，他使出浑身解数，既止不了血，也止不了痛，正急得没法时，刚好一个云游和尚从此路过，大家请求和尚帮忙，和尚也不推让，只见他从河边含来一口水，往患者断腿上一喷，然后，用手在伤口周围轻轻揉摸按压，不一会血就止住了，病人也不痛了，和尚告诉病人回家调养不久可愈。姜彦儒见状惊奇不已，当即叩首请求和尚收他为徒，和尚当时并未同意，只先告诉他，本人平素云游四方，时或居住金凤山庵堂，说完便拂袖而去。姜彦儒为了求得和尚收自己为徒，学到医学技术，回到家中与母亲商量变卖一部分木材，凑足学费盘缠，从凯寨步行至天柱县邦洞的金凤山庵堂请求和尚收他为徒，和尚见他求学心诚，便收他为徒，将其医术传授给姜彦儒。

此后，他学医的信心和决心更坚定了，自从跟随和尚师傅学习出师后，又到天柱凤城李福寿医馆拜师学习药物知识，从而掌握了较系统的中医药理论。可以说他在学医路上，遍访名医，勤奋博学。凡是他所到之处，都十分留意收集流传于侗族的民间单方、秘验方和医药方书，并不断研读、实践、总结和创立新方，使其医药理论和医术日臻精湛，在治疗内伤病、外伤病、妇女病、男性病、小儿病，眼、耳、鼻、口腔病等方面疗效显著，临床经验颇丰；在治疗一些疑难杂症和急危重症中治法独特，用药精专，见效快，有的病可达到药到病除的境界。

## 治病不分贵贱贫富　乐善好施显医德

姜彦儒独立悬壶后，当生产劳务忙时，他便在家中帮助母亲耕作粮食作物，如有病人求治，即在家中诊疗，如有病家请出诊，他也很乐意上门为病人施治。

有一次，天柱一位余知县的夫人得了一种怪病，请医者不下数十人，但其病非但不见好转，反而越来越重，眼看生命垂危，余知县听闻姜彦儒医师大名后，派人骑马抬轿来请姜彦儒去治病。姜彦儒赶到天柱余知县家后，不进夫人卧房，仅以三根红丝线拴于病人的寸、关、尺脉位上，一端拉出房外，以三指按三线（此诊脉法称“悬丝诊脉”），知县夫人吃了姜彦儒的药后，3 天病情好转，7 天能走出房门，15 天病情稳定。余知县感激不尽，亲书匾牌“妙手回春”赠送，派人抬轿并备有礼品恭送姜彦儒回家，离凯寨还有半里便开始燃放鞭炮，一直放到凯寨街尾。从此，姜彦儒就成了名震剑河、三穗、天柱、锦屏等县的大名医了。

姜彦儒不仅医术高明，而且医德高尚，他行医治病，从来不分贵贱贫富，对来治病者皆一视同仁。凡是上门求治病者，首先为其诊察病症，从不问病人有钱无钱，钱多钱少不予计较，皆是精心诊治，治疗报酬随病人家属给。对本村寨和附近村寨的劳苦百姓他不但不收钱，还应邀上门为病人诊治。对特别困难的患者不但免费治病，而且还从家里拿出钱物来送给病人。即便是乞讨的路人，有病者施治，供饮食；无病者给予粮食。姜彦儒一生以治病救苍生为乐，以乐善好施为德，得到了人们高度赞誉，为后人树立了良好楷模。

## 著书立传　收徒传承

姜彦儒从立志学医、决心行医为生以后，遍访名医药师学习侗医药知识，自学中医药理论，拜访侗族民间有一技之长的兼职医药人员，将收集学到手的医技方药投入临床验证、总结。把疗效较好、见效较快的医药方药、治疗技术方法和侗医理论详细整理成文并记录下来，在精心研习中医药经典理论基础上，集百家之长，结合自身行医实践经验编著成《本草医方》一书。全书分为 8 卷，10 余万字，书中将各种疾病分为 46 类，每类下又分不同的症疾条目进行编写，全书记载了单方、复方共计 1000 余首，收录药物 500 余种，其中侗药 100 余种，是一部集医案、药物、单验方药、医技方法、药物加工炮制于一体，实用性比较强的侗医药著作。

姜彦儒行医稍有名气后，周边邻县的积极学医者，或年轻的侗族医药人员，为增长学识、提高自己的医术，不少人便登门拜师。但姜彦儒收徒十分严谨，他收徒的条件：一是品德不好的人不收，他认为只有品德高尚之人才能成为医德高尚之人；二是不孝敬老人的人不收，他认为这种人是没有仁慈之心的，不可教也；三是只认钱财的人不收，这种人是不可为医的；四是不勤奋学习、易于满足者不收，因为这种人属于“半缸醋响叮当”，稍有学识就傲气，善吹嘘自己，欺骗病人，绝不能收。所以，姜彦儒一生仅收了 4 个徒弟，其中姜彦释作为家传关门弟子，以后姜彦释又传承家族中子弟，到现在为止，姜氏侗医已传至第四代姜学鹏，他现在除了为人治病，还致力整理其父姜大熙遗留下来的《秘传医方》书稿资料。

## 姜公仁术救苍生　黎民感恩敬名医

为了纪念一代名老侗医姜彦儒医师，1921 年，由南明凯寨人发起募捐，不少天柱、锦屏、剑河周边的民众纷纷出资，在凯寨一处叫“仙人脚”的山中修建了一座“药王庙”，当时庙内朔了姜彦儒的金身，立有他的牌位，慕称“药王菩萨”，门楹书有一联云：“贝母防风施半夏，宜男远志仗神曲。”在“文化大革命”时期“药王庙”遭到毁坏，20 世纪 80 年代，子孙们和几位徒弟后代为了缅怀姜公之医德医风、仁心仁术，对原“药王庙”进行重修，增加了姜彦儒公生平介绍，并对从庙侧常流的清泉水流进行了梳理，使“药王庙”更加光芒辉映。所以，本地百姓和外地过往客商们都习惯在此停轿躬身、骑马下鞍、下车立定，或焚香叩拜，或行三躬礼后讨要一杯药王圣水，心求消灾除病、永保平安。现在每逢农历大年三十、正月十五、七月十五这几天人们会用猪头、大雄鸡、刀头（大坨带皮猪肉）、水酒、糖果、鞭炮、香纸前来祭拜，求子求孙的人络绎不绝，烟气缭绕，从大清早一直延续到下午，以后凡求得子孙的人都会来还愿，给药王菩萨挂一张鲜红布条在庙内，有联为证：彦拜三躬人长寿，儒香一炷保平安；仙水医百病解脱，药王施妙术消灾；神仙下届三生幸，凡人到此一生轻；叩首两蹲儿天降，默思一语孺自来。

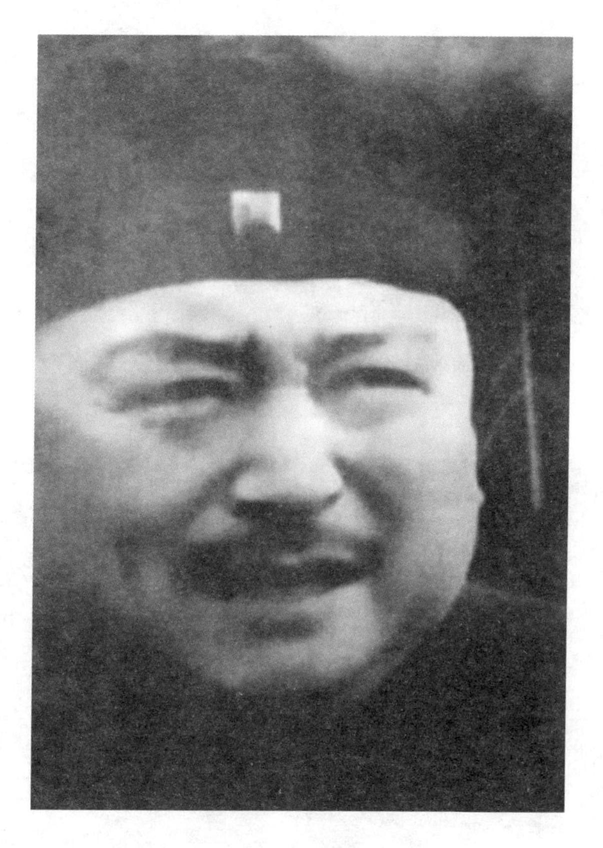

姜彦儒像

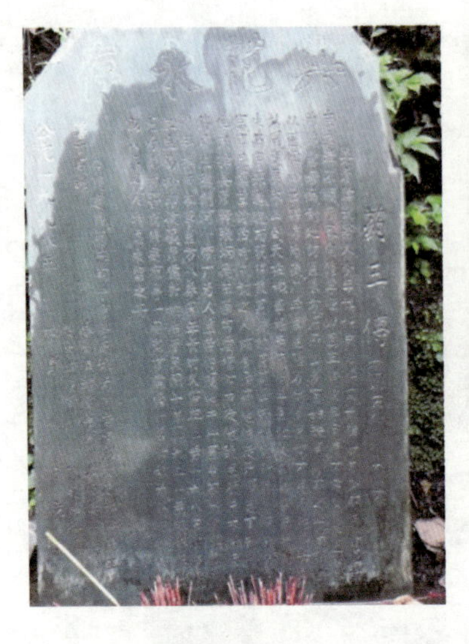

药王祠碑文

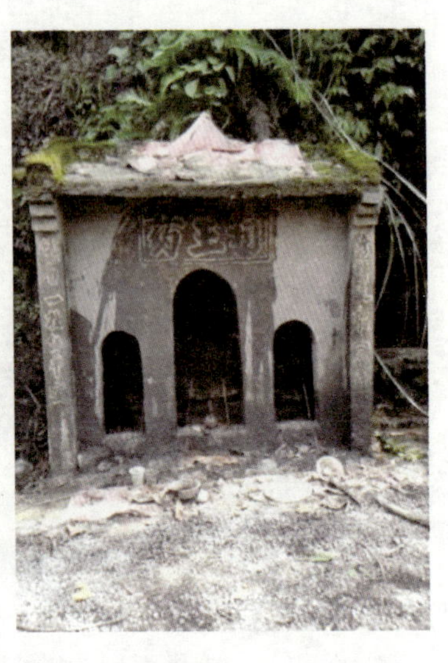


药王祠

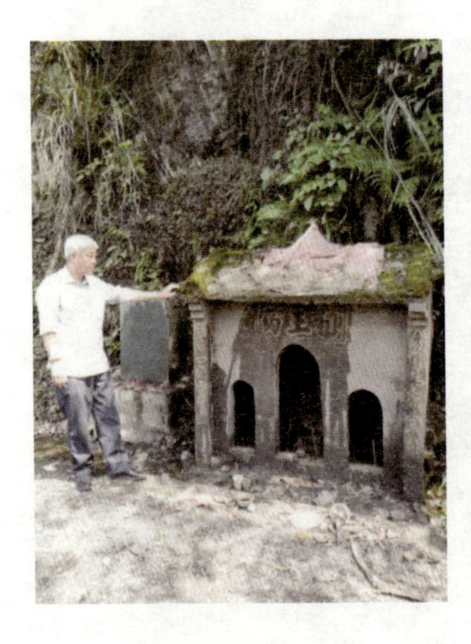

龙运光观看药王祠

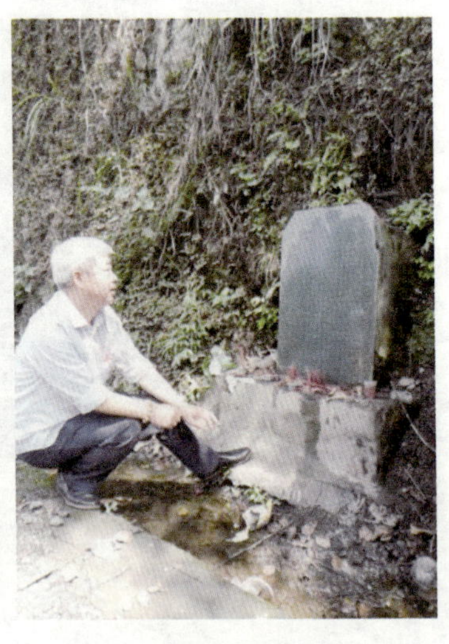

龙运光揣摩药王祠碑文

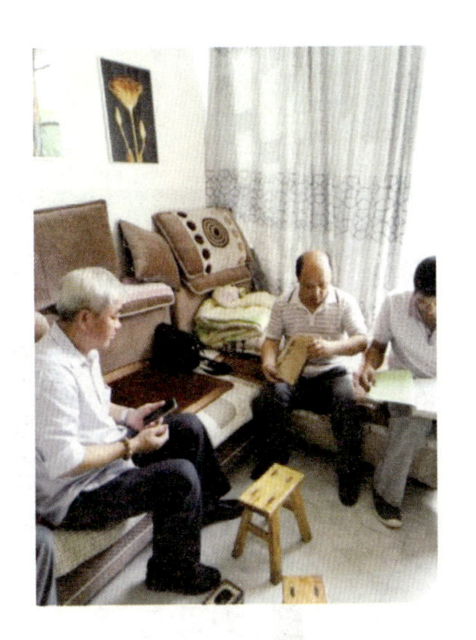

龙运光一行人在收集材料

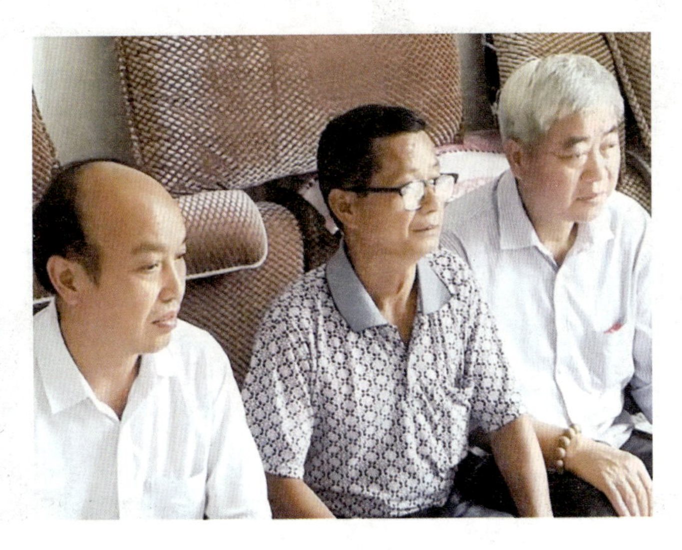

龙远光（右），姜学鹏（中）及吴通照院长（左）在研讨

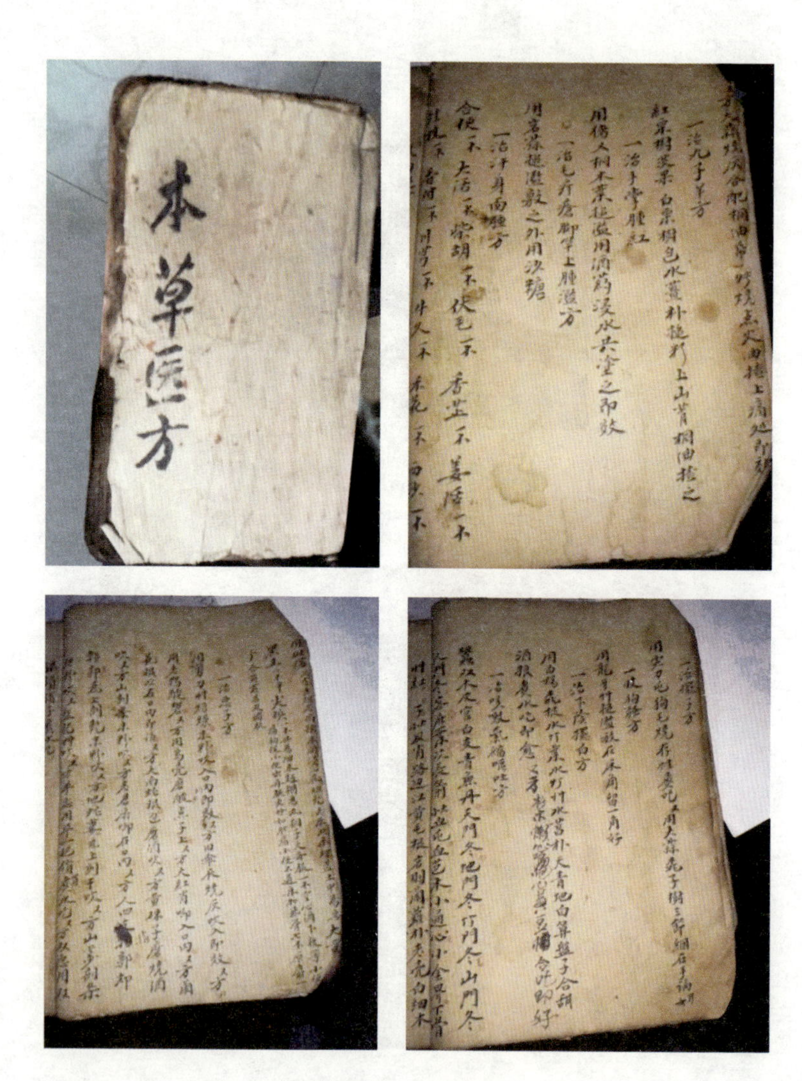


《本草医方》原稿

# 序

《本草医方》一书是晚清时期（1856—1914 年）剑河县有名的侗医大师姜彦儒行医近 40 年撰写的临床诊疗经验医书。姜彦儒从小立志学医，遍拜名师、药师，学习侗医药知识，自学中医理论，学习民间医药一技之长，把学习到医技、方药投入临床验证，整理记录。在精心研习中医药经典理论基础上，集百家之长，结合自己行医实践经验编著成《本草医方》一书。全书分为 8 卷，10 余万字，书中将各种疾病分为 46 类，每类下又分不同的症疾条目进行编写。全书记载了单方、复方共计 1000 余首，收录药物 500 多种，其中侗药 100 多种，是一部集医案、药物、单验方药、医技方法、药物加工炮制于一体，实用性比较强的侗医药著作。具有诊治取药方便、疗效迅速、安全可靠、医费便宜，服务于广大农村侗族人群的侗族医药的特色，深受侗族同胞的欢迎。

姜彦儒老先生是名扬剑河、清水江一带的有名望的侗医药大师。他的一生是艰难的一生，勤奋好学的一生，乐善好施的一生，著书立传、收徒传承的一生。早年三次科举失败，为挽救病重母亲，立志学医，持之以恒，拜名师学医，自学中医，吸取他人之长，理论结合临床实际，后独立悬壶行医济世为民治病直至寿终。姜彦儒老先生治病不分贵贱贫富、有钱无钱、钱多钱少、白天黑夜、路近路远，只要病人需要，做到有求必应、随喊随到、随到随诊，尤其对贫困的患者不但免费治疗，还要把家里的钱物送给病人。这种以人为本、助人为乐、乐善好施的奉献精神，救治了成千上万的同胞之疾，抢救了无以计数的病危病人和疑难杂症患者。姜公收徒十分严谨，有"四不收"美名。一是品行不好的人不收，二是不孝敬老人的人不收，三是只认钱财的人不收，四是不勤奋学习，易满足者不收。他为行医者收徒弟做出了榜样。为了纪念一代名医姜彦儒医师，1921 年群众募捐在家乡后山中修建一座"药王庙"，庙内塑了他的金身，立有他的牌位，慕称"药王菩萨"。门楹有一联云"贝母防风施半夏，宜男远志仗神曲"。这种秉侗医精诚之本，仁者仁术之心，高尚人品医德，为后人、行医人树立了楷模。真是姜公仁术救苍生，黎民感恩铭记心。

《本草医方》一书，是继《草木春秋考释》后又一部侗医药临床专著，也是侗医药挖掘、整理的一项重要成果，对于传承和保护侗医药这一国家级非物质文化遗产的持续性发展具有重大的现实意义。在此特别感谢龙运光教授和剑河县民族中医院、黔东南弘扬民族医药所的领导和科研人员的长期不懈努力，为侗医药的挖掘、整理做出贡献。我欣喜之余，乐为之序。

黔东南苗族侗族自治州卫生局原局长

主任医师　金鸣昌

2021 年 10 月于凯里

# 前　言

《本草医方》一书，是晚清时期著名老侗医姜彦儒先生撰写的临床诊疗经验医书。

据其家族后代介绍，姜彦儒先生是从青年时期开始学医，三年出师后即回到家乡悬壶行医、济世于民。他一生中拜过多名侗族中草医为师，加上自学中医药理论知识，他不仅善于在临床实践中积累医疗经验，而且还勤于笔耕，把学到的理论知识用于临床实践，又把临床实践取得的经验、疗效显著的药方记录下来，把行医将近 40 年总结的医疗单方、验方、秘方编写成《本草医方》书稿传承下来。

《本草医方》书稿是按各种病症进行记载，全书共分 46 病类，有的病类和记录的药方多有重复。由于成书年代的纸为草纸，质量较差，加上保管不善，书稿有小部分已腐蚀或遭虫蛀，其条文内容很难辨认，甚为可惜。

为能尽快地把《本草医方》书稿整理研究出来，在得到姜彦儒先生家族子孙献出的《本草医方》手稿后，贵州省剑河县民族中医院成立了科研小组，由吴通照院长、杨焕副院长担任正、副组长，聘请贵州省名中医、著名侗医龙运光主任医师为指导老师，由杨通煊主任担任执行组长，欧阳梦主任、吴秀武主任、郑茂钊医师、黄元喜医师、杨璇医师、姚本富医师、欧智勇、李光泉等同志负责收集资料，整理研究编写。

在整理研究中，我们认为，如果按姜彦儒先生的各种病症分类整理，缺乏系统性和规范性，不利于学习、记忆及理解。所以，在征得姜公子孙辈们的同意后，我们在整理编写时，在保留姜彦儒先生原著创意的基础上，按照现代对古籍文献的整理方法，结合侗医药对疾病的分类法，对《本草医方》书稿内容进行重新归类，分别以“证候（惊）急症类病症”“内伤类病症”“外伤类病症”“妇女类病症”“小儿类病症”“面部类病症”“眼耳鼻喉舌类病症”和“其他类病症”进行整理编写。对书稿中重复的内容能合并的予以合并；对缺失的条文在保留原义基础上做适当的补遗；对不适宜现代应用的药物如“动物粪便”，国家明令禁止捕猎的动物、严禁应用的药材如“羚羊角”“鸦片”“罂粟壳”等，尽量选择用替代药物标注或不予收录处理；把原文中的药物剂量单位“两”“钱”“分”等统一换算成“克”，把“斗”“升”“合”等体积单位统一换算成“毫升”。本书涉及的医药名为原书中所用，编者在括号中尽量给出现代标准名称。

在整理研究《本草医方》书稿工作中，得到了姜彦儒家族子孙们尤其是姜学鹏同志的大力支持，得到了贵州省中医药管理局、中医古籍出版社的指导与支持，在此一并致谢！本次整理几经修改，疏漏之处在所难免，加上整理水平有限，不妥之处，望同道指正。

编 者<br>2021 年 10 月 12 日

# 目　录

第四章

# 内伤类病症

第五章

## 外伤类病症



第六章

## 妇女病类病症

第七章

# 小儿类病症



第八章

# 面部类病症

第九章

# 眼耳鼻喉舌类病症



第十章

# 其他类病症

# 第1章 导论

为了能让广大读者、学者更好地了解姜彦儒老先生的学医、行医经历和行医的道德品行及其学术思想，我们在整理研究编写书稿前，除了对《本草医方》手稿进行详细解读外，还多次拜访了姜彦儒老先生家族的子孙、后辈，以及他的故乡剑河县凯寨村、南明一带村寨中的老年人，同时查阅了一些史志资料。从中收集到姜彦儒先生从立志学医、救治病人，以及行医人的仁心、仁术、修养等方面的史料和口碑资料，特整理成文，以激励后人。

## 一、立志行医　悬壶济世

姜彦儒先生于1856年出生于贵州省剑河县南明镇凯寨村一个富裕的农家。幼时聪明可爱，少年时期勤奋好学，深得父母喜爱。在他七八岁时，父母即将他送到一位私塾先生家中读书，学习成绩优秀。读书期间姜彦儒学习勤奋，深得私塾先生喜爱。私塾学习结束后，教书先生即向姜彦儒的父亲建议，希望他能参加当地的科举考试，一旦科考中举，不但是姜氏家族的光彩，更是凯寨村的荣誉，于是姜彦儒先生在父母的鼓励支持下更加刻苦学习。据家族祖辈传下家训中说：“彦儒公为参加科举考试白天读书，晚上仍然点着松明柴读书，那种努力的精神曾感动我们姜氏家族几代人啊！”

姜彦儒先生几经努力，曾先后参加了三次科举考试，但都未能中举。尽管多次失败，但姜公仍然不放弃科考，在父母的鼓励和支持下他倍加努力学习。但天有不测风云，就在他继续准备再次参加科举考试期间，父亲因病卧床不起。多次请来药匠（当地人们对医生的称呼）医治，但都未治好父亲的病，不久父亲便病逝西归，这给姜彦儒带来了极大的打击和悲痛。不但如此，就在父亲病逝不久，姜彦儒母亲因为悲伤过度也病倒了，姜彦儒为了救治母亲的病毅然放弃参加科考，到处寻找药匠为母亲治病，经多次周折，却毫无转机。姜彦儒在家是老大，是个孝子，为了挽救母亲的生命他下定决心：立志学医。

## 二、拜师求学　提高医技

姜彦儒下定决心学医后，在母亲和兄弟的鼓励下，便离家访遍名医拜师求学。他曾拜天柱县的李福寿医师为师，因其谦虚、勤奋好学，老师很是喜欢；还拜天柱金凤山寺庙一位老和尚为师，继而又拜当时王寨（锦屏县）的熊回生医师为师。因他学习刻苦、善于思考，得到几位老师的好评，老师们传授给他许多宝贵的侗医学、中草医学知识和临床治疗经验。

姜彦儒先生在拜师学习的同时，还设法托人到外地买来不少的中医药书籍，自己学习钻研。他通过拜师学习和自学中草医药基础理论知识，其医药理论、治病技术得到很大提高。外出拜师学习出师后，便回到家乡悬壶行医，为民治病。因其医德高尚，治病技术精湛，以后便成了本地和周边地区较有名望的侗族医生了。

## 三、医者仁心　不计报酬

姜彦儒老先生自从在家乡开设医药堂以来，本村寨和外地来找他看病的人很多。有的病人有钱即给他些医药费，有的人没钱就拿些苞谷、大米作为给他的诊金。对家庭困难、没钱没米的人，姜老就免费给他们治疗。对外来的困难患者，他不但给他们治病，而且交代家人做饭给他们吃，病人回去时还拿些粮食送给病人。对本地的病人如果不能来药堂诊病者，只要家中来人请其出诊，他便亲自到病人家中看病。彦儒先生看病不分贵贱、不分贫富，有钱没钱、给的钱多钱少都精心医治。他出诊看病不分白天夜晚、不论路程远近，只要病人需要，他都有求必应。这种高尚的医德和做人的品行充分体现了侗族人的以人为本、乐善好施的人文精神；体现了中国传统医药大医精诚的精髓。

姜公一生收了4个徒弟，他收徒和授徒十分严谨，收徒时先考究其人品道德，是否孝敬老人、尊老爱幼、与人和善相处、为何学医等。姜公认为，只有品德高尚之人才能成为医德高尚之人。他要求徒弟们首先认真学习祖国传统医学大医精诚之德行，要求弟子在家中要孝敬老人，在行医之道上，要学会做医生的仁心仁术，行医时对病人治病不分贵贱、不分贫富、不计报酬，凡病人有求就必应，要有乐善好施之德行。还告诉徒弟们行医者要“做到老、学到老”，不断地温故而知新，不断提高医术，为普救众生而行医。姜公不但这样教徒弟，而且自己在一生的行医过程中也是这样要求自己的，真正做到了言传身教，成为侗族地区一代著名侗族名老医生。

姜公在学医行医过程中遍访名医，凡是他所到之处都十分留意搜集流行于民间的民族医药单方、验方，以及书摊上和各种中草医学资料，不断研读实践、总结摸索、改进医方，使其医术日臻精湛。在治疗内伤病、外伤病、妇女病、小儿病、五官病以及一些奇症怪病方面都有显著的效果，深得广大患者及家属的赞誉。

为了纪念姜彦儒先生，1921年由当地善男信女们发起募捐，在剑河县凯寨村仙人坡脚修建了一座“药王庙”，庙内塑了他的金身、立了他的牌位，慕称“药王菩萨”门楹联云“贝母防风施半夏，宜男远志仗神曲”。药王庙建成后，来朝拜的人很多，庙内外终日香火不断，很是兴旺。可惜药王庙在“文化大革命”

中被当“四旧”产物被毁。20世纪80年代末期，其子孙们为缅怀祖先，在药王庙旧址重新修建了简易的“药王祠”以示纪念。因该祠旁边有一泉眼，长年流出清亮、凉爽、可口的泉水，本地百姓及过往行人都习惯去接上一杯“药王圣水”喝下，以求消灾除病，永保安康。所以祠前楹联云“仙水医百病解渴，药王施妙术消灾”“彦拜三躬人长寿，儒香一炷保平安”。至今每年农历大年三十、正月十五、七月十五这几天，来此朝拜的人仍然很多。这些事迹充分说明了当地人民群众对姜公医德医术的崇敬和怀念。

# 第2章 治病方法

我们知道无论任何一种医药学，在治病过程中都有自身医疗治病方法，中医、草医和民族医的医生在治疗疾病过程中都有外治法、内治法和内外结合的治疗方法。但由于地理环境不同，居住条件、生活习俗以及信仰文化差别，还有医生所学医术、用药方法等区别，所以各个民族医都有自己医药的治病方法，每个医生也同样存在着各自的治病方法和特点。

我们从姜彦儒老先生的《本草医方》中和在走访其家族、后辈的口碑资料中，把姜老先生的治病方法做了归类整理，共分为药物内服法、药物外治法、内外合治法以及特别治疗法。为方便读者学习和掌握运用，特分别详细阐述于后。

## 一、药物内服法

姜彦儒老先生治疗各种病症，应用药物内服方法较多，如煎煮服法、药粉吞服法、浸泡服用法等不同的药物内服方法。

### 1. 煎煮服法

煎煮服法，是中医、草医、各个民族医治疗疾病的常用方法之一，这种方法自从发明应用以来已有几千年的历史。煎煮服法一般都是用井水、泉水，但姜老先生的煎煮服法中有特别的用法：如用阴阳水（烧开后的水为阳水；井水、泉水为阴水）煎药时同时加入这两种水再煮。还有米酒和井泉水煎煮法，这种方法按姜公的说法是：侗医治病是按照“天地人和”的思想指导治病的。烧开的水属阳，井水、泉水属阴，还有药物有阳药、阴药，要用米酒（阳）和井、泉水（阴）来煮药。天为阳，地属阴，这种煮药法就是天、地之气平衡了，疗效就会很好。

姜老先生这种煎煮药物方法充分地体现了侗族医药“天、地、水、气、人”五位一体的学术核心和指导思想，同时也说明了侗族医药的理论是在长期的医疗实践中摸索总结出来的科学。

### 2. 磨汁服法

磨汁服法是用比较粗糙的碗或专制的磨药工具，用井水、泉水、米酒、米醋或淘米水倒在碗中用药物慢慢地推磨药汁服用，这种方法主要用于救治急性发作的病症，或是控制有毒药物用量的一种方法。如用治疗跌打损伤的破瘀有毒药物，只能磨十八圈，多磨了服用后恐有中毒风险，这就是侗医使用有毒药物的防控方法。

3. 捣药冲汁服法

侗族医生有用鲜品药的特点，因为新鲜药物效果显著、便于采集、方便使用。遇到病人诊查明确后，即出门上山采药，然后将采到的药物洗净，切成节段，再用药钵捣烂，取出加入井水或米酒搅拌后挤出药汁内服，这种方法比较简单容易掌握，是侗医常用的一种治病服药方法。

4. 冲阴阳水法

具体操作方法：首先准备一个大的碗和一个小的碗，然后把所用药物放在炭火上烧成炭状，取出放入大碗中，快速用小碗反扣上，马上倒入井水、冷开水，再拿起碗轻轻摇动，等药物溶化后即可倒出药水服用。冲阴阳药水方法，是侗医特别的加工药物法，至今在侗医中仍然常用。

5. 药粉吞服法

药粉吞服法也是侗族医生治病常用的一种内服治疗方法。其方法是：先把调配好的药物烘干，再用石磨、石碾槽慢慢碾磨；或用石镭钵把药物冲碎，再用筛子筛出细细的药粉。根据病情再选用井水或米汤、甜（米）酒、开水来吞服药物。这种药粉吞服法现在虽然有的医生仍在使用，但制作方法都现代化了。

### 6. 浸泡服用法

侗族人民自古以来都是居住在洞穴、深山、丛林或溪河边，而这些环境阴寒湿气比较重，所以侗族有喝药酒的习惯。但侗族人泡的药酒仅有一些养生保健的药物，而侗族医生所用的药酒是根据不同疾病配用不同的药方，再用酒来浸泡内服，姜老先生在《本草医方》书中记录有不同的药酒方。应用酒浸泡服法的药方多用于治疗外伤病症，祛风除湿、活血化瘀止痛等药方居多。

### 7. 其他内服法

在姜老先生的医疗经历中，除了《本草医方》介绍的方法外，根据其家族后辈说，姜老先生还用药粉做成药丸，或用药物做成药膳，常用于治疗慢性病、身体虚弱等病症。

## 二、药物外治法

姜老先生在治病中除了应用内服药物的方法，还常用药物外治法治疗各种病症。他常用外治法有：药敷法、药塞法、吹药法、泡洗法、滚蛋法、药熨法、爆灯火法、推拿法、药佩法等。姜老的这些外治方法，虽然与中医外治法有相同之处，但也有区别于中医药外治方法之点。

1. 药敷法

药敷法有用鲜药外敷和药粉调糊外敷的区别，一般是用鲜药外敷，大多是用于治疗急性跌滚伤、断骨头和伤及皮肤肌肉的病症，也有药敷法治疗内伤病症的。药敷法具体做法就是把药物捣烂，或用干药粉加酒调成糊状敷在伤痛处固定好，每天或隔天换药一次。

2. 药塞法

药塞法就是用新鲜药物或干药粉做成药棒或药条（药物加蜂糖或水、茶油调成糊制作），然后直接塞入阴道、肛门、鼻腔、耳道或有流脓水的腔道里，每天或隔天换药。有的病症用药一次即好，如鼻出血症，用药后血止即停药。这种方法姜公在治疗妇科病、鼻部、耳部、肛门部位的病症中较常用。

3. 吹药法

吹药法常用于治疗口腔、咽喉和鼻腔内的病症。其操作方法是把药物碾成细粉末，临用时把药粉装入细管（小竹管、麦秆或自制的吹药管筒）内，对准病症部位轻轻吹到病痛点面上，每天 2 ～ 3 次。

### 4. 泡洗法

泡洗法的操作：把调配好的药物用锅煮好，倒入盆中或木桶中，然后让病人泡洗，每天一次。姜老先生常用此法治疗寒湿痹痛病和跌滚伤瘀病症。

### 5. 滚蛋法

姜老先生治疗小儿病症时常用滚蛋法。这种疗法有两种操作法：一种是热滚，一种是冷滚。热滚法就是一个鸡蛋煮熟，剥去壳取一块布或小手帕，加上一样小银饰一起包好，趁热在患者的头部、腹胸、背部来回滚动，此法用于寒凉之痛症。而冷滚法是取一个鸡蛋煮熟去壳等全凉后，用布加银饰包好，如热滚法一样滚动，冷滚法用于发烧身热的病症。有的侗医用生鸡蛋去滚，用于发高烧的病人，疗效亦好。

### 6. 药熨法

药熨法，姜老先生多用于治疗肚腹寒冷、疼痛的病症。药熨法有两种操作方法：一种是用盐或细河沙炒热再加入药物，用布包好放在锅里蒸热，然后拿来熨敷，此为热熨法，治疗妇科病时用此法较多。另一种是冷熨法，用药物或药液放凉后直接熨敷病痛患处，此法主要用于跌伤、打伤出血肿痛，或热症疼痛等病症。

### 7. 爆灯火法

爆灯火法是侗族常用的一种治疗方法。其具体操作方法：首先备好一盏桐油灯，一小杯菜油或茶油，细小灯心草几节，或用红纸条做成几条小捻子，然后选定穴位（部位），再用灯心草（纸捻）蘸油在灯上点燃，快速对准穴位点爆即成。一般选用 3 ～ 5 个穴位（部位），姜老先生常用这种方法治疗各种急发病症和小儿常见的惊症。

### 8. 推拿法

推拿法内容比较多，有小儿推拿法、大人推拿法，而且推拿的部位、穴位很多，姜老先生在治疗急发和小儿病症应用较多，在以后章节进行较详细的介绍。

### 9. 药佩法

药佩法，侗医又叫“背药包”“载药包”。具体做法：把选好的药物用红布或蓝布扎成一个三角形或筒状药包，用线捆紧，让病人背（佩）在颈部，或将药包安放在前胸部心窝处即可。姜老先生多用此法治疗小儿夜啼、惊热症，以及久病和老年人体质虚弱的病症。

## 三、神（祝由）药两解法

在姜彦儒老先生治病方法中，有此特别的治病方法。他虽然没有用文字记录在《本草医方》中，却通过口传心授的方法传给了他的徒弟和家族。例如用念咒语治疗小儿夜啼症，治疗外伤出血、接骨等病症，而且收到很好的疗效。这种念咒语的方法，许多人都不相信能治病，认为是没有科学道理，甚至认为是“封建迷信”。

**注：** 为了让侗族医药得以全面展现，同时也是为了给研究侗族医药历史文化、医药传统习俗文化的学者们提供些古朴的、原始的（暂时还不能用现代科学原理作出解释的）资料，现将姜公口传所念咒语记录如下，供同道和学者们研究。

1. 收小孩夜哭咒语

“吾从东南来，路边一池水，水内一条龙，不吃阳间食，单吃夜鬼，孩童小女收夜体，吾奉太上老君，急急如律令。”

具体操作是：用一个小碗装半碗井水，在念呼咒语的同时用火柴在碗上画一个圈，然后点燃折断放入碗中，如此反复三次（即念三遍咒语，折断三根火柴）。结束后把水碗放在小儿睡的床下七天七夜后，取出把碗中水泼出。

2. 止血华佗水咒语

“抬头望青天，师傅在身边，隔山喊到、隔水喊灵，师傅阴传阴教；师傅阳传阳教；师傅梦传梦教，师傅神口，报（教）我一脚踩龙头，湍血不准流；一脚踩龙腰，湍血不准漂；一脚踩龙尾，湍血不准起，断筋接筋、断皮接皮、断骨接骨，生（新）血不准流出；死（瘀）血不准流进，吾奉请太上老君，急急如律令。”

在念咒语前，用一个小碗装半碗井水，接着烧香纸钱奉请师傅和护身将军，然后再念咒语三遍，同时在水碗上画几道符，念毕后医生含一口碗中水，直接喷洒在出血部位，连喷三口，血就可止住了。

# 第3章 证候（惊）急症类病症

我们从姜彦儒先生传家族的秘录验方中，看到了他治疗各种证候（惊）疾病的方法。但因对各种疾病的描述过于简单，如按原著照录，恐有的论述读者难以理解，所以，我们在整理研究时，对需要注释的病症做了一些整理。

侗医所说的证候，有的又叫作惊（筋）证，指的是发病突然，症状表现较危重，病情发展或转机比较快的特发病症。有的是一种病表现出来的一个症状，如因为发高烧引起的鹰爪惊表现的症状——手脚收缩如老鹰爪子样乱舞乱动等。姜老先生在治疗各种证候病时以爆灯火法和推拿法为主，而且疗效比较显著。

## 一、蚂蟥症

病症表现：经常感到肚腹内有蚂蟥在漂游，拱上摇下地活动，一阵一阵地抽痛，有时还有恶心想吐的表现。

病因分析：这是蛸（蛔）虫感染病，如果被虫卵感染后，一旦幼虫长成成虫后，经常在肚腹（肠）中翻动而引起肚肠滚动疼痛。

治疗方法：

（1）病痛发作难受时，先用爆灯火法，在肚脐周围点（四角）各爆一灯火，内关穴（双）、虎口穴（双）各爆一灯火。

（2）茶子油枯（榨过油后的渣）适量，烧灰冲阴阳水喝排虫，连用 5 ～ 7 天，大便稀、次数多或排出蛔（蛔）虫即停药。

（3）平时可用烟杆内油（俗称烟屎）涂于鼻尖上和肚脐上即有排虫作用。

## 二、呕逆惊

病症表现：本病多见于婴幼儿，病发时，婴儿吃奶就呕吐，脘腹胀或突发惊厥，不省人事。

病因分析：由于饮食过饱，食积气滞，损伤脾胃，胃气上犯所致。

治疗方法：虎口（合谷穴）（双）、心窝（上脘穴）、曲池穴（双）、中脘穴、喉下（天突穴）、两口角（地仓穴）、眉心（印堂穴）等处各爆灯火一次，病儿发出哭声即醒。

## 三、缩痧惊

病症表现：身体蜷缩，怕风吹，站立不稳，不能坐立，头脑迷迷糊糊不清醒等。

病因分析：由于平时身体比较差，气血虚弱，或大病久病后体质虚弱时容易引发缩痧惊。

治疗方法：

（1）药水推拿法。药水是用毛桃（血桃更好）的树皮焙干打成细粉，与烧过的香纸灰、生姜、盐、茶油等物一起拌匀，然后用手蘸药水推按双膝部、委中穴、内关穴。

（2）尾椎骨（鱼尾穴）、委中穴（双）、昆仑穴（双）、心窝（上脘穴）各爆一灯火，肚脐周围爆六灯火。

（3）等病情减轻后再用药物和食疗方法调养。

## 四、急惊风

病症表现：发病时两眼翻白，换气呼吸困难，声音嘶哑，手脚乱舞、乱抓，口吐白沫（病情危重）。

病因分析：引起本证的原因是因为平时喜欢肥腻食物，肺胃热闷（蕴），又遇到风热邪毒造成痰火瘀堵为病。

治疗方法：

（1）爆灯火法。两眉心（印堂穴）、鼻梁上、心窝（上脘穴），总筋（大陵穴）各爆一灯火。

（2）推拿法。掐中冲穴、十宣穴，推运外八卦穴。

（3）大田螺一个，挑开壳眼盖，放一钱冰片入内，并轻轻摇动，等冰片溶解后，用棉花蘸药水放在肚脐处，上药时会出现剧痛，但过一阵就会好转。

## 五、慢惊风

病症表现：经常发生痉挛，面色没有光泽，睡觉时露白眼，没有精神，不愿多动，不想说话，还常泻肚昏睡。

病因分析：因脾虚饮食不佳引起营养气血不足，或是大病重病后气血亏虚引发此病。

治疗方法：

（1）爆灯火法。眉心（印堂穴）、虎口（合谷穴）（双）、涌泉穴（双）、心窝（上脘穴）各爆一灯火。

（2）推拿法。补脾土穴、分阴阳、运八卦、推三关、赤风摇头等穴位。

（3）药膳或药物内服调养。

## 六、膨胀惊

病症表现：小儿肚腹胀气，轻轻敲肚子可听到咚咚如捶鼓的响声，肚腹皮上见有青筋，有时放屁但不臭。

病因分析：因小儿生来体质差，脾胃功能虚弱，食后消化不良，引起肚腹胀气所致。

治疗方法：

（1）爆灯火法。心窝（上脘穴）平行爆三灯火，双内关穴各爆一灯火，肚脐周围爆六灯火。

（2）推拿法。运脾土，揉虎口、内关，摩腹，提拿背脊，按足三里。每日 1 次，连治 3 ～ 5 天即好。

## 七、鲫鱼惊

病症表现：病发时，口吐白沫，瞪眼咳喘，换气（呼吸）困难，手抓胸部衣服，表情难受。

病因分析：因感受风寒毒邪之气，损伤肺部，肺气不顺，痰难排出，堵气喘咳所引起。

治疗方法：

（1）先用爆灯火法。虎口（合谷穴）（双）、心窝（上脘穴）各爆一灯火，口角（地仓穴）上下各爆一灯火，眉心（印堂穴）上下点爆三灯火，膻中穴点爆一灯火。

（2）再用推拿法。推肺经，按喉口（天突穴），按大椎穴，搓揉胸部。

## 八、脐风惊

病症表现：多发生在刚出生七天左右的婴儿，肚腹作胀，两边口角起黄色黏沫，嘴里有白色疱长出来，手足发凉。

病因分析：因小儿出生时，剪断脐带时遭受风寒引起。

治疗方法：爆灯火法。囟门、百会穴各爆一灯火，喉下（天突穴）爆一灯火，肚脐周围爆六灯火，鞋带（解溪穴）（双）各爆一灯火，小儿哭出声音即有救。

## 九、挽弓惊

病症表现：四肢向后扯动，脑壳（头）昂扬向后，肚腹仰朝上，哭不出声来。因发病时其症状表现形似人拉开弓箭样，故称“挽弓惊”。

病因分析：平时饮食过冷或过热，脾胃功能失调而生痰，一旦感受外来风寒而引发本病。

治疗方法：

（1）病发时，先用爆灯火法。青筋逢（华佗夹脊位于背脊两侧，大椎至尾椎）爆七灯火，喉下爆三灯火，肚脐周围爆四灯火，足三里穴（双）各爆一灯火。

（2）病情平稳后，再用药物和推拿方法调养。

## 十、胎惊

病症表现：新生儿出生两眼不开，身子或硬或软，嘴巴张开想哭又没有声音，好像哑巴一样，手脚却在动。

病因分析：这种惊症是由于母亲在怀孕时不注意食用了一些有小毒的食物，胎儿在母体中遭受胎毒损害而引起。

治疗方法：爆灯火法。先在脑壳正中（百会穴）爆一灯火，接着在青筋缝（华佗夹脊穴）爆七灯火，喉下（天突穴）爆三灯火，肚脐周围爆四灯火，涌泉穴（双）各爆一灯火，待新生儿有好转后再慢慢调养。

## 十一、乌鸦惊

病症表现：其病发作时突然叫喊，眼睛紧闭，一惊一跳，全身发紫，平时听到响声即惊跳、惊叫。

病因分析：因为吃奶时被吼声吓着，或吃了冷凉食物造成营养不良，血脉流通不好而致病。

治疗方法：

（1）干黄泥，加米醋和盐巴炒热，用布包好，趁热熨滚全身。

（2）爆灯火法。囟门穴爆一灯火，双口角（地仓穴）各爆一灯火，心窝（上脘穴）、鼻梁处各爆一灯火。

（3）老鸦蒜（石蒜）烧成炭放凉，用布包好，擦胸腹背部、四肢肌肉处。凡出现有死（瘀）血包块，用针刺破把血放出即可。

## 十二、夜啼惊

病症表现：小儿到了半夜时突然哭啼惊叫，睡着后突然惊跳，有的惊醒坐起来哭，面色苍白，翻白眼，手足发凉。

病因分析：夜啼且易惊的小儿多半是肾气不足，入夜虚冷而哭啼。

治疗方法：

（1）爆灯火法。眉心（印堂穴）爆一灯火，太阳穴（双）、喉下（天突穴）各爆一灯火，心窝（上脘穴）横行爆三灯火，命门穴爆四灯火。

（2）生姜、毛桃树皮、石菖蒲，拌盐巴炒热后熨推胸腹部和四肢。

（3）无叶竹（又名“仙人掌”）去刺，用布包好放在小儿睡枕下。

## 十三、乌缩（痧）惊

病症表现：发病时，肚腹胀满，肚腹皮上见有青筋，四肢和面部肤色微黑，身体有紫斑、酸痛，口唇紫暗，或呕吐泻肚。

病因分析：因食生冷太过，或当风口食乳，遭痧毒侵犯全身，不得发泄，气脉经血瘀滞所致。

治疗方法：

（1）爆灯火法。青筋缝（华佗夹脊）穴爆七灯火，足三里（双）、虎口（合谷穴）（双）、曲池穴（双）各爆一灯火。

（2）用瓦针在曲池穴（双）、委中穴（双）点刺放血。

（3）病情稳定，可用药物或药食疗法调治。

**注：**瓦针放血疗法为侗医最古老、最常见的一种急救止痛、急救排毒、急救还阳的行之有效的治疗方法。将瓷碗打破，取一块一头较为锋利，一头较好拿捏的碎碗片，此即为瓦针，治疗时医手持瓦针在患者特定的部位或穴位上快速闪刺，使之出血从而达到治病的目的。现代放血疗法已多使用三棱针。

## 十四、月家惊

病症表现：胸口突然感觉有痰涌难受，眼发红，撮口（口唇）发紧，手握拳，脑壳（头部）左右晃动，晕晕昏昏不清爽，肚腹气胀或腹皮冒青筋，想哭喊又叫不出声音。本病多见于坐月子后期或月子刚坐满的妇女。

病因分析：因产妇生产后体质下降，气血亏虚，坐月子期间遭受风寒侵害，血脉经气运行不畅，瘀滞阻络而引发。

治疗方法：

（1）先用爆灯火方法。胸部正中间（胸骨）从上至下爆七灯火，肚脐周围爆六灯火，青筋缝（华佗夹脊穴）爆七灯火，虎口（合谷穴）（双）各爆一灯火。

（2）再用中草药补益气血。用理气活血的药方和食疗方法调养。

## 十五、天吊惊

病症表现：本病多见于婴幼儿，突发呕吐，脸色发青，烦躁不安，甚则翻白眼，眼向天瞪而不动，脑壳（头部）后仰，手脚往后抽动。

病因分析：因为母亲喂奶时坐在当风口处，婴幼儿遭受风寒邪气所伤，肺及脾胃功能受损而生痰，痰多积沉变邪毒而引发此病症。

治疗方法：

（1）先用爆灯火法。脑门（前额正中）爆四灯火，总筋（大陵穴）（腕横纹处）、鞋带（解溪穴）（踝关节脚背正中）各爆一灯火。

（2）再用推拿法。清肺经、心经，分阴阳，推三关，运八卦，揉内关，补肾水等方法调理。

## 十六、肚胀惊

病症表现：发病时肚腹紧胀痛，牵扯小腹疼痛，或肚脐周围胀痛，发冷，脸色发青或发白，吐清口水，全身软弱无力，弯腰或手按肚腹疼痛减轻。

病困分析：若是小儿发此病，其表现仅为哭啼不安、吐奶食，是喂奶食物过多，遇风寒邪侵犯所致。若是大人发此病，是因为多食生冷之物或吃得太饱，加上遭风寒侵犯，损伤脾胃功能而引发。

治疗方法：

（1）先用爆灯火法。肚脐周围爆四灯火，虎口（合谷穴）（双）、内关穴（双）各爆一灯火，足三里穴（双）、太冲穴（双）、上脘穴各爆一灯火。

（2）再用中草药方。调理脾胃功能，小儿可用推拿方法补脾土，揉肚腹慢慢调治。

## 十七、看地惊

病症表现：本病多见于小儿，发病时多在夜间睡觉时突然发作，两眼看下（地），眼翻白睛，手紧握拳头，手脚微抽动，发冷，有汗出，咬牙闭嘴，甚至见嘴巴歪斜。

病因分析：由于天气冷热反常，忽冷忽热，小儿夜间经常遭到惊吓，加上乳食过饱伤及脾胃，再受到风寒热邪伤害而发此病。

治疗方法：

（1）先用爆灯火法。脑门（前额）处爆一灯火，囟门穴爆一灯火，喉下（天突穴）爆三灯火，虎口（合谷穴）（双）爆各一灯火，肚脐周围爆四灯火。

（2）病情好转后，用推拿方法进行调理。

## 十八、潮热惊

病症表现：发热，全身不适，口渴气喘，胸闷，肚胀，手抓肚腹，舞动不安。

病因分析：多因饮食不洁，乳食所伤，加受风热或风寒邪气侵犯所致。

治疗方法：

（1）先用推拿法。推清天河，分阴阳，运八卦，按揉风池、风府，点按足三里穴、上脘穴、中脘穴。

（2）病情缓解后，用中草药调养。

## 十九、盘肠惊（症）

病症表现：本病多见于小儿。平时肚腹胀起青筋、眼睛黄、气喘、身体瘦弱、手脚时有抽动、大便干量少等。

病因分析：由于小儿先天体弱，再加上喂养调理不当，造成脾胃功能差，消化不好，气血虚亏而发此病。

治疗方法：

（1）若发病时肚痛、腹胀、气喘，可先用爆灯火法。膻中穴爆一灯火，喉下（天突穴）爆三灯火、心窝（上脘穴）爆一灯火，肚脐周围爆四灯火。

（2）平时用推拿法调理脾胃功能。

（3）可选用健脾胃、补气血药物做药膳调补气血。

## 二十、撒手惊

病症表现：本病多发于平时身体较差的小儿。发病前有咳嗽、发热、口干想喝水的症状，如果突然发作为惊症，见发高烧不退、出汗、颈部发硬、脑壳往后仰、牙齿紧咬、眼瞪不动、手脚抽筋，如手脚发软往下撒开必死（**注：**死是指病情十分危重，处于昏厥之状）。

病因分析：病者平时消化功能不好，气血不足，遇到风热毒气损伤肺部，伤津耗气，筋血、筋肉、经脉虚亏而引发本病。

治疗方法：

（1）先用爆灯火法急救。总筋（大陵穴）（双）各爆一灯火，虎口（合谷穴）（双）各爆一灯火，一窝风穴（手背，腕横纹正中凹陷中）（双）各爆一灯火，足三里穴（双）、委中穴（双）各爆一灯火。

（2）再用推拿法。分阴阳、运八卦、推三关、退六腑、拿总筋、运土入木、二龙戏珠、补脾土等手法调理。

## 二十一、马蹄惊

病症表现：此病发作时脸面发白，肚腹急痛难受，出汗不止，头摇摆，脚抽动不停，两手像马在发怒时前脚上下舞动一样乱抓。

病因分析：因饮食不洁，食用变味（变质）的食物，损伤了胃肠功能，加上遭受风热或湿邪毒气侵害加重脾胃功能失调而引发。

治疗方法：

（1）先用爆灯火法。太阳穴（双）各爆一灯火，喉下（天突穴）爆三灯火，双掌心（劳宫穴）各爆一灯火，肚脐周围爆六灯火，虎口（合谷穴）（双）、太冲穴（双）各爆一灯火，心窝（上脘穴）爆一灯火。

（2）再用推拿法。分阴阳、运八卦、推脾土、推三关、按足三里、揉上中脘等手法调理。

（3）发作时用葱白捶烂敷肚脐，病情好转再用药物或药膳调治。

## 二十二、蛇丝惊

病症表现：吃东西不正常，有时吃多、有时吃少，不知饥饱，消化不良，脸面萎黄，四肢发冷，肚腹青筋暴露，口吐舌头摆动。

病因分析：因为平时饥饱无常，或吃生冷、不易消化之物，损伤脾胃消化功能，引起气血不足，生痰湿等，而致本病发生。

治疗方法：

（1）发病时用爆灯火法。胸前正中从上到下爆七灯火，心窝（上脘穴）爆一灯火，虎口（合谷穴）（双）各爆一灯火，肚脐周围爆六灯火。

（2）平时用推拿法调补脾胃功能。

## 二十三、泻肚惊

病症表现：经常肚腹痛、饮食不佳、肚肠响声不停、泻肚子（拉稀便）、面色苍白、体瘦没有精神，如发为惊症，眼睛不能闭合，睡觉时眼露白睛，或睡梦中突然惊叫。

病因分析：多因喂养不当，或吃太饱、油腻、食物太多，或过食生冷，损伤脾胃功能，造成泻肚，气血虚亏而引发此病。

治疗方法：

（1）发作时用爆灯火法。脑门（前额）三灯火，太阳穴（双）各爆一灯火，眉心（印堂穴）爆一灯火，膻中穴爆一灯火，天枢穴（双）各爆一灯火。

（2）平时用推拿法调补脾土、健胃肠，再配合中草药调理。

## 二十四、急痧惊

病症表现：突然感到全身发冷、口唇紫暗、四肢冰凉，有点发抖、头晕晃动，接着有冷汗冒出、胸闷心慌。

病因分析：因体质差，遭受风寒毒邪伤体，或遇冷湿毒气，造成全身经脉血气损伤而发病。

治疗方法：

（1）先用葱白、盐巴、米辣子（吴茱萸）炒热用布包好熨滚全身，直至寒冷减轻。

（2）再用爆灯火法。太阳穴（双）、眉心（印堂穴）各爆一灯火，双掌心（劳宫穴）各爆一灯火，虎口（合谷穴）（双）、内关穴（双）各爆一灯火。

（3）病情好转后用推拿法和内服中草药进行调养治疗。

## 二十五、耗子钻心惊

病症表现：上肚腹突然疼痛，好像有一老鼠上下窜动一样，一阵一阵地往心口钻痛，想吐又吐不出来，面青、出汗。

病因分析：平时饮食不洁，或饥饱无常，造成脾胃功能失调，遇到湿热或寒冷食物所伤而引发本病。

治疗方法：

（1）爆灯火法。肚脐周围爆六灯火，内关穴（双）各爆一灯火，足三里穴（双）各爆一灯火，上、中、下脘穴各爆一灯火。

（2）生姜、葱白、吴茱萸打烂加母子灰（热的炭火灰）冲水推按腹部、涌泉穴、丰隆穴、胃俞穴，病情好转后用中草药方调理。

# 第4章 内伤类病症

内伤类病症记录条目比较多，每类条目以一个病症名或一个临床症状叙述，而且有重复的药方。为便于学习运用，我们对相同、相近的“病类”和主治功能统一以病症为主进行整理。

在整理中，我们对只有病症没有写出临床症状的条目做了补遗，对重复的条目进行合并叙述。对有些侗语或侗药名、草药名采取原文录入，再用括号标注汉语名，或汉音译名编写。

对药方中记载的一些现在禁用的药物，如罂粟壳、穿山甲等，还有一些不符合内服的药物，如妇女月经带、各种动物粪便等，就不再收录于书中。

经梳理归纳，分别按头部类，心腹部类，积聚类，诸气类，肠风类，痔漏（瘘）类，虚损类，关格类，男阴类，遗精类，诸淋类，癫狂类，痢疾类，膨胀、水肿类，翻胃、噎膈类，诸风类，黄疸类，伤寒类，发热类，霍乱类，诸痰类，咳嗽类，失血类，疟疾类，中毒类 25 个（类）病症阐述。

# 一、头部病症

头部病症共收录记载有黑头风、半边头痛、伤寒头痛、雷公症头痛、头眩晕倒、头秃疮和头痛周身痒。其中少数条文系摘录有关书籍记载的内容（经过临床验证疗效较好而录为己用），多数病症药方为姜公临证经验。

## 1. 黑头风病

**注：**黑风头病是指头痛时间比较长久，而且久治难愈，并且时好时止，遇到风寒、风热侵犯即反复发作，其疼痛一般较重。因为头痛时，眼睛视力会短暂发黑，故名“黑头风病”。

治疗方法：

（1）头痛发作时，用爆灯火法。头的前额门爆一灯火，顶门（百会穴）爆一灯火。

（2）中草药方：①门血用（川芎）20克，柴胡10克，白芷15克，教盖盼马（大血藤）15克，美荆条蛮（黄荆条）15克，奴菊高芹（野菊花）15克。水煎服，每日1剂，日服3次。②牛虱子（苍耳子）10克，炒焦研成粉，黄酒或甜酒吞服。

## 2. 半边头痛（偏头痛）

**注：**半边头痛（这里是侗医叫的“偏头痛”的名称）又叫

边头痛、偏头痛，指头风之痛在一侧者，其疼痛多在太阳穴处或头角，或左或右交替疼痛，反复发作，本病多因风邪侵犯所致，有的是痰毒瘀阻引起。

治疗方法：

（1）爆灯火法。发作头痛较重时，在耳尖上三角指处爆一灯火。

（2）中草药方：①用熟石灰、牛蒡子各10克研末，用酒调服（凉饮），随酒量大小，吃醉后发汗即（痛）止。②法半夏10克，生白术15克，茯苓15克，陈皮15克，生姜3片，天麻15克。水煎服，每日1剂，日服3次。

### 3. 伤寒头痛

症状表现：头痛、全身发热、面红口干。

病因分析：因遭受外来热邪引起的头痛症，所以其头痛发生前必有外感的发热或怕热，继而头痛加重伴有全身发热之症。

治疗方法：

（1）四轮草（茜草）15克，龙芽草15克，班道僧（虎杖）15克，黄荆条15克，马鞭草15克，算盘子根（山楂根）15克。水煎服，每日1剂，米酒兑服，日服3次。

（2）板蓝根15克，野菊花15克，骂萨菇（蒲公英）20克，黄荆条15克，土荆芥10克，薄荷15克。水煎服，每日1剂，日服3次。

### 4. 雷公症头痛

症状表现：怕冷、发热、头痛，有的头面部起硬结块，脑内像打雷一样的响声，一阵一阵地发作，头痛剧烈时病人大叫一声昏死（病重昏厥状）。

病因分析：雷公头痛又叫“雷头风”，多由风邪外感，或痰毒热结生风引发。因头痛时脑部伴有打雷之响声，故名“雷公头痛症”。

治疗方法：

（1）绿豆、胡椒各10克研成细粉，冲酒服。

（2）皂角刺10克，半夏10克，桔梗15克，培橘绿哑（橘红）15克，天麻15克，白芷15克，青礞石10克，甘草6克。水煎服，每日1剂，日服3次。

### 5. 头眩晕倒

症状表现：发病时头昏眼花、眩晕昏倒。

病因分析：多由外感病，再由于气血虚，脏腑功能失调，再加上外感损伤而引起。

治疗方法：

（1）白果10克，去壳捣烂，开水冲服，日服3次。

（2）仙鹤草30克，门术轮（苍术）15克，倒金钩（钩藤）15克，石菖蒲20克。水煎服，每日1剂，日服3次。

### 6. 头秃症

症状表现：头发脱落，见有小铜钱样或点片状脱落斑块，不痒不痛。

病因分析：头秃病（又叫“斑秃症”“鬼剃头症”），多由气血不足以养发而致病，有的是长时间熬夜消耗气血而引起。

治疗方法：

（1）马钱子3克，炮姜3克，共研成细粉，加茶油调匀后涂搽，每日2～3次（**注**：有毒禁内服）。

（2）独蒜头、生姜交替擦斑秃部位，每日2～3次（**注**：有皮损者不能擦）。

（3）可以同时根据病人体质情况配以中草药内服调理。

### 7. 头痛身痒症

症状表现：头痛伴有身热、皮肤发痒。发病时多伴出现头痛，接着出现身体发热、肌肤发痒，或伴有口渴心烦、躁动不安等症，故又有“风火症”之说。

病因分析：多由于外感风热、湿热邪毒引起。

治疗方法：

（1）雄黄10克，轻粉6克，黄柏6克，花椒3克。用米醋二碗（约1000毫升）煎至半碗，去渣，取药水涂搽身痒处。

（2）九里光20克，骂萨菇（蒲公英）20克，荆芥20克，白芷 15 克，蔓荆子 15 克，蝉蜕 10 克，甬姑娘（僵蚕）15 克，犁头菜（紫花地丁）20 克。水煎服，每日 1 剂，日服 3 次。

## 二、心腹部类病症

心腹部类病症是指疾病发生在胸部和腹部内的病症。根据《本草医方》手稿中的记录分为心痛类、腹痛类两大类病症进行整理研究。

### 1. 心痛类病症

心痛类疾病，古人称为“心气痛”或“心腹痛”，侗医叫作“心头痛”“啃心头”或“心窝痛”。其病痛部位在胃脘部、胸部心前区、腹（上、中、下）部。心痛类病症主要有心气痛、心腹冷痛、急心痛几种。

1）心气痛

症状表现：平时感觉心窝处隐隐作痛，或阵发性胸部疼痛，加重时持续疼痛，或伴有恶心胀气和胸闷叹气痛。

病因分析：多是由于饮食不洁，或饮食饥饱无常，暴饮暴食致消化功能失调而引起疼痛，受外来风热、寒邪而致病。

治疗方法：

（1）心头痛：巴岩姜（骨碎补）数片放在炭火上烧灰存性，冲阴阳服用，痛可止。

（2）心气痛：柳木（树）根、野花椒根、石灰各10克。水煎兑白酒服。

（3）心气痛：绿豆50克，胡椒3克。煮成浓汁，掺入高粱粉四合（250克）煮粥吃。

（4）心气急痛：用桑树长的木耳6克，烧灰存性，研成细粉吞服，用热酒送服。

**注：**如果没有桑树木耳，可用长在橡栗（红麻栎）树上的木耳服用，疗效相同。

（5）心气卒痛症：①用干姜研细粉，米汤冲服，每次3克，每日2次。②花椒10克擂烂，酒曲1个（约10克）烧存性。共同水煎服，每日1剂，日服3次。③芝麻炒焦研成细粉。用好酒冲服（不能喝酒者，可用甜酒水或温开水送服），每次10克，每日2次。

**注：**本条心气卒痛症的特点，一是发生心窝痛比较突然，二是疼痛伴有冷痛性质，所以选用干姜、花椒、芝麻等温热药物祛除寒冷邪气，温补体阳，故痛可止。

2）心腹冷痛

症状表现：以心窝冷痛，或心腹（上腹）冷胀痛为主，疼痛绵绵、痛时喜按、得热痛减。

治疗方法：可选用以下药方服用治疗。

（1）用胡椒40粒，绿豆（炒）40粒。研成细粉，用米酒或温开水冲服，每次5克，日服2次。

（2）用乳香 10 克去油，枯矾 3 克研成细粉。米酒或温水冲服。

（3）用大蒜浸泡米醋或陈醋，每次吃 5 ～ 7 瓣。每日可 3 ～ 5 次，痛可止。

（4）用生姜拍碎炒热，用布包好熨滚痛处，得温热痛可止。

（5）疼痛止后可用中草药方：观音莲 15 克，青藤香 10 克，鸡内金 15 克，米辣子（吴茱萸）6 克，山楂果 15 克，小茴香 10 克，骂萨菇（蒲公英）25 克，教糖（鸡矢藤）10 克。水煎服，每日 1 剂，日服 3 次。

3）急心痛

症状表现：多发生在心窝上胸前部位，常见急心痛时伴有胃脘部胀满，或恶心作呕、心痛气急促、胁胀满疼痛，或牙关紧闭欲死之症。

治疗方法：

（1）药物热熨法：用盐巴 2 两，生姜 1 两（拍碎）共同炒热，用布包好，趁热在疼痛部位熨滚，直到痛止。

又方：干的毛（血）桃树枝（平时收藏备用），用刀削成锥形，临用时取桃树枝蘸茶油点燃再吹熄，趁热点刺疼痛部位。

（2）药物内服：①古文钱币 1 个打碎，核桃肉 3 个，用锅炒热，取出加入米醋浸泡温服。②核桃肉 3 个，红枣肉 3 个，共同擂碎，用菜叶包好放入母子灰（炭火热灰）中煨热取出，用生姜煮汤送服，痛可止。③去皮桃仁 7 个，乌梅肉 5 个，米辣子（吴茱萸）5克。水煎服，痛可止。④米辣子（吴茱萸）6克，鸡肫皮（鸡内金）15克，算盘果（山楂果）15克，骂萨菇（蒲公英）15克，打屁虫（九香虫）9个。水煎服，每日1剂，日服3次。⑤猪心1个，柚子刺7个，老鸦果（透骨香）20克，胡椒1粒，先把猪心切成4块，再把柚子刺插进猪心上，加入老鸦果（透骨香）、胡椒。用井水、米酒各一半煮熟，吃肉喝汤，每晚吃1个，连服3天。

2. 腹痛类病症

在姜公《本草医方》手稿中共收录腹痛病症42个条目，经梳理归纳，分为肚腹痛、绞肠痧、阴毒腹痛、腹中冷痛、肚腹拱心胀痛、肚腹急痛等病症进行整理编写。

1）肚腹痛

症状表现：其疼痛症状主要表现在整个腹部，疼痛性质有隐隐作痛、胀满痛、热痛、冷痛或刺痛，有的伴有恶心呕吐、大便干结或泻下稀便、吃东西不香等。

病因分析：由于饮食生活没有规律，有时饥饱无常，有犯酒（过量吃酒）、犯肉（过多吃肉、油腻食物）、犯食（过多吃辛辣、上火、硬的不易消化的食物），造成脾胃功能损伤而引起肚腹疼痛病症。

治疗方法：

（1）药物外敷法：①桃树皮、老鸦酸（酸咪咪、酢浆菜）、大风消（八爪金龙）、四季葱各适量，擂烂用布包好放在锅内蒸热，趁热在腹部来回滚动（熨烫）痛可止（**注：** 如果肚腹痛，出现口干舌燥、发热症状不宜用此法）。②花椒7粒，米辣子（吴茱萸）11粒，共擂成细粉，加茶油调成药饼，敷到肚脐上，用布固定包好，直到身体发热，有微汗出，痛可止。

（2）爆灯火（药灸）法：①肚腹疼痛连续不停，疼痛难忍，急用爆灯火法，在疼痛处爆四灯火、虎口（合谷穴）（双）各爆一灯火，内关穴（双）各爆一灯火，肚脐周围爆六灯火，痛可减轻或痛止。②用干的细条桃树枝蘸桐籽油点燃，在疼痛点和周围爆灸或烤灸，痛止即停。

（3）药物内服法：①肚腹急胀痛：推屎虫（蜣螂）2个，鸡肫皮（鸡内金）10克。放在青瓦上，用火烤干碾成细粉，取辣蓼草嫩叶15克煎水送服药粉。②肚腹疼痛伴有呕吐者，黄荆条根10克，枫木树根10克，栗木（橡树、麻栗树、青杠树）根皮15克，四季葱5根，凤凰壳（刚孵出小鸡的蛋壳）15克，生姜3片。水煎服，每日1剂，日服3次。③肚腹胀满放屁多、隐隐作痛，花椒根15克，瓶尔小草（一支箭）10克，鸭舌菜（鸭跖草）15克，鸡肫皮（鸡内金）15克，大救驾（青藤香）10克。水煎服，每日1剂，甜酒兑服，每日3次。④心腹疼痛、泻肚，五倍子10克，烧灰存性，研成细粉，用米酒冲阴阳水内服。

2）绞肠痧

症状表现：又叫搅肠痧，临床症状见上吐下泻、吐清口水、腹部轻微绞痛、手脚冰冷、口唇及手指甲青紫、身上有红痧点如粟米大小状疹子。

病因分析：多由于感受外来寒湿邪气侵犯，身体素来阳气虚、脾胃功能较差，一旦遭寒湿毒气侵扰即可引发绞肠痧症。

治疗方法：

（1）肚腹隐痛、手脚发冷、身起小红点，急用爆灯火法，直接在红点痧处点爆，在脐周围点爆六灯火，足三里穴（双）点爆一灯火，虎口（合谷穴）（双）点爆一灯火，心窝（上脘穴）点爆三灯火。

（2）盐巴、茶叶各适量炒热，用布包好，在肚腹、背部滚动熨烫，直至局部发热为止。

（3）绞肠痧肚脐以下痛，白芥子 15 克，炒焦碾成细粉，取生白萝卜擂烂取汁，加入适量白糖拌匀，送服白芥子粉 5 克，每日服 3 次。

（4）脐中绞痛，木瓜 15 克，桑叶 15 克，大枣叶 15 克。水煎代茶饮服用，痛可消。

（5）上吐下泻，藿香 15 克，佩兰 15 克，香薷 10 克，槟榔壳（大腹皮）15 克，娘秀大（薏苡仁、眼珠草、猫眼草）20 克，水打不烂（石菖蒲）15 克，仙鹤草 20 克，米辣子（吴茱萸、捶油子）6 克。水煎服，每日 1 剂，日服 3 次。

3）阴毒腹痛症

**注：**所谓阴毒，指的是自身肾气虚冷，或犯房事后感寒冷，

或先遭生冷所伤而犯房事，叫作“内伏阴毒”，外来寒邪侵犯，造成阴盛格阳，阳气上脱之症。一旦发病即可出现腹痛、头痛、腰沉重酸痛、肚腹痛。

症状表现：阴毒腹痛初发时，腹胀痛、身体困倦，继而手脚冰冷、手背出冷汗、肚腹疼痛牵扯腰部疼痛，甚至牵拉小腹绞痛、卵蛋（睾丸）肿痛等症。

病因分析：由于本身肾阳虚，又犯房事损亏，加上外来寒冷湿邪之毒气伤害而引起阴毒腹痛之病症。

治疗方法：

（1）阴毒初发腹痛，热饭1小碗，米酒1两煨热，拌米饭一次性吃完，盖上被子，冷汗发出腹痛可止。

（2）阴毒腹痛，手足冰冷、卵蛋紧痛、口唇发紫，新鲜四季葱或大葱1把（约1两），洗净去掉叶根须，用炭火烤热擂烂，敷在肚脐上，再用熨斗或炭火加热，葱烤烂则更换，直到烘烤到手足发热、身有微汗出即止。

（3）阴毒腹痛，腰酸冷痛，松节7片（约20克，炒焦），桂枝10克，金毛狗脊20克。加入井水、米酒各一半煎服，每日1剂，日服3次。

（4）阴毒腹痛，身冷、手脚冰凉，露蜂房10克烧灰存性，葱1把，共同擂烂调糊为丸如枣子大。嘱病人用手握着（男左女右）药丸，直到身上出汗即好。

（5）阴毒肚腹冷痛，七叶黄荆条茎叶15克，行杆根（良姜）

10 克，鸡肫皮（鸡内金）15 克，米辣子（吴茱萸）10 克，干姜 10 克，蜈蚣草（香附子）10 克，水打不烂（石菖蒲）15 克，花椒 5 克。水煎服，每天 1 剂，日服 3 次，如能喝酒者，可加米酒吞服。

（6）腹中疰毒痛，表现为腹部中有硬包块顶着肚腹痛之症状。①僵蚕 15 克，老鸦果根（透骨香）15 克。水煎服，每日 1 剂，日服 3 次。②红木香 15 克，教盼马（大血藤）20 克，水打不烂（石菖蒲）15 克。水煎服，每日 1 剂，日服 3 次。

4）腹中冷痛症

症状表现：发作时表现为开始感觉腹部发冷发凉，接着腹部（或上腹部、下腹部）渐渐出现冷痛，有的冷痛为冷气攻腹，胁下胀满痛，痛时弯腰，手按压肚腹或得热疼痛减轻。

病因分析：由于身体素来虚弱怕冷，如果进食生冷食物，又有外来寒凉邪气侵犯，引起肚腹冷痛，如消化功能较差，就会发生肚腹冷胀疼痛。

治疗方法：

（1）药物外敷（包）法：①陈的黄豆壳烧灰存性，用布包好蒸热，趁热敷痛处，肚腹得热疼痛减轻，每天可敷 2 ～ 3 次。②干的大蒿菜（艾叶）切细，生姜 2 切片，花椒 5 钱。用布包好，放锅内蒸热，趁热敷痛处，片刻即可减轻或消失。

（2）药物内服法：①木瓜 20 克，茯苓 15 克，米辣子（吴茱萸、捶油子）10 克。水煎服，每日 1 剂，日服 3 次。②桂枝

10克，干姜10克，蛇苞草（蛇莓）15克，茯苓15克，青藤香10克，乌药（天台乌药）15克，鸡内金15克。水煎服，每日1剂，日服3次。③高良姜10克，青藤香10克，鱼香菜（小茴香）10克，炒白扁豆15克，炒鸡内金15克，炒山楂果15克。水煎服，每日1剂，日服3次。

5）肚腹拱心胀痛

症状表现：病症发作时，先感到下腹痛，然后逐渐上移，继而满腹疼痛。有时伴有胀气、心口胀痛；有时伴有灼热钻心痛，形似耗子钻心状，上腹有气包走动感，患者难受双手抱腹方舒。

病因分析：由于自身消化功能差，加上饮食无规律、饥饱无常，导致胃肠化食能力减弱，一旦遇到寒凉，或太过热烫食物所伤，继而引发腹胀、拱心痛症。

治疗方法：

（1）叶烟油（老人抽旱烟烟杆里积存的烟油）内服外涂。取烟油方法：糯米草插入烟杆内抽出，烟油即粘在米草上取出，再用新鲜菜叶包好。用一部分烟油吞服（米汤送服），一部分涂擦在肚脐周围，肚腹胀气可消，疼痛可止。

（2）猫毛（最好是黄鼠狼毛）烧灰存性，冲阴阳水内服（阴阳水制作方法：先准备大碗、小碗各1个，然后将猫毛烤成炭，放入大碗中，用小碗盖上，沿小碗边倒井水入大碗中摇匀后，倒出药水服用）。

（3）肚腹胀痛病情减轻后，观音坐莲 15 克，糯苕（野山药）15 克，教糖（鸡矢藤）15 克，摘梅条（地枇杷）15 克，米辣子（吴茱萸）6 克，地榆 15 克。水煎服，每日 1 剂，日服 3 次。

（4）蛇苞草（蛇莓）20 克，巴地黄（过路黄）15 克，五瓜金龙 15 克。共擂烂开水冲服，肚腹胀痛可止。

（5）山豆根 10 克，四轮草根（茜草）15 克，米辣子（吴茱萸）6 克。水煎服，每日 1 剂，日服 3 次。

6）肚腹急痛

症状表现：肚腹突发急痛，痛点在心窝处，伴有吐清口水、恶心欲呕，摸心窝处有硬包块，全身无力，怕食油腻荤腥食物。

病因分析：自身平时积有寒湿，如遇外来寒冷湿邪侵犯，胃肠突发收缩，则发生疼痛起包（这种包块是胀气包，得温热暖和后就会散消）。

治疗方法：

（1）盐巴 250 克，花椒 20 克，橘子皮（陈皮）20 克。共炒热，用布包好熨敷痛处，肚腹得温热后疼痛减轻，硬包消退。

（2）本人头发一小握（约 3 克）烧灰存性，米酒冲阴阳水服。同时，白芥子碾成细粉，用水调成糊状敷在肚脐中，固定包好，待大汗出痛即可减轻。

（3）茶油枯 20 克烧灰存性，用井水冲阴阳水服。同时用老烟杆油点涂鼻尖效果更好。

（4）肚腹急痛难忍时，用家养鸽子屎 30 克，烧灰存性，用米酒或井水冲阴阳水服。

（5）青藤香 15 克，吴茱萸 10 克，干姜 10 克，茯苓 15 克，鸡内金 15 克。水煎服，每日 1 剂，日服 3 次。

## 三、积聚类病症

积聚类病症是肚腹内有结块，或腹胀、腹痛的病症。一般常见以积块明显，胀痛较重，积块固定不移为积；积块时隐时现，走动作胀，疼痛没有固定位置的叫作聚。临床上有饮食内伤引起的食积；脾虚痰湿阻滞引起的痰积；或寒热失调，正虚邪盛引起的瘀积；情志失调所致的气滞积聚。

姜彦儒老先生在《本草医方》积聚类病中记载有 17 条目，为了便于读者学习、记忆和应用，我们整理时分别以饮食积聚、脾虚痰湿积聚、正虚邪盛积聚、情志失调积聚进行叙述。

### 1. 饮食积聚病症

症状表现：主要症状有肚腹积胀，感觉腹内有包块、打饱嗝，偶尔伴有肚腹胀痛、不思饮食、大便稀溏不成形，或干结、排出有糗臭、酸臭味，伴有口干、口舌黏腻不舒等。

病因分析：由于平时饮食无规律，时饱时饥，进食不易消化食物，犯（过量）酒、犯（过多）肉、过食冷硬热烫辣燥食物，损伤脾胃功能，导致饮食不化而发生积聚。

治疗方法：

（1）胸腹积聚胀满，偶有隐痛，葶苈子200克，白酒1000毫升浸泡7日。每次服用30毫升，日服3次。

（2）水红花籽500克，桑树枝500克。文火熬成糊膏，摊贴在积聚包块或疼痛部位，每日换药一次，连用3～5天（**注：**药膏温度不宜过高，以免烫伤皮肤）。也可同时服用膏药，每次15克，日服3次，米酒送服，服药期间忌食辛燥油荤食物。

（3）上腹部积聚有硬包块、全身无力、怕食油荤食物者，赶山鞭（姜叶淫羊藿）、枇杷叶、白毛夏枯草、石菖蒲鲜品各1两（50克）。洗净擂烂，直接敷在硬包块上，每天换药1次，连用3～5天，积聚胀痛即消。

（4）石菖蒲25克，班蝥（去头足翅）4只。共同炒至石菖蒲焦黄，去班蝥，将石菖蒲碾成细粉，用米醋调糊为丸如黄豆大，每次服30丸，日服3次，米汤送服。

### 2. 脾虚痰湿积聚病症

症状表现：主要有素来感觉肚腹胀，进食后加重，大便稀烂不成形，早晨起来咳嗽、吐痰多、经常口吐清水、阵发性肚腹胀，自己感肚腹内有包块样肿物，摸起来不硬不痛，纳食欠佳、消瘦。

病因分析：脾虚者有生来体质虚弱（即先天禀赋不足），也有后天调养不当，脾胃消化不良，排疏功能较差，痰湿内生，得不到正常排泄，久而久之痰饮毒邪停滞体内发生积聚之症。

治疗方法：

（1）脾虚食滞痰积肚腹胀满者，杏仁 200 颗，巴豆 20 颗去皮。共用文火炒焦，然后去巴豆不用，把杏仁碾成细粉，每次 10 克，陈皮煮汤送服，每日 3 次，得缓泻痰积消，肚腹胀满好转。

（2）陈仓米 4 两（200 克），巴豆（去皮）20 颗。与米同炒至焦黄，去巴豆，把陈米碾成细粉，米汤调糊为丸如黄豆大小，每次用姜汤送服 5 丸，日服 2 次。

（3）水谷滞结心下停痰、两胁胀满、按之则鸣、纳食欠佳者，大蟾蜍（癞蛤蟆）（去皮、内脏、头脚）1 只，芒硝 15 克放入蟾蜍肚腹内，加水煮至脱肉，顿服，得泻下即停用。

（4）凤凰壳 30 克，观音坐莲 20 克，鸡矢藤 15 克，陈皮 15 克，杏仁 15 克，嫩腊洼（莱菔子）20 克。水煎服，每日 1 剂，日服 3 次。

（5）培美蛮（黄柏皮）15 克，铁包金 15 克，十大功劳 15 克，柑子（小橘子）树皮 15 克，七叶黄荆条叶 10 克，三颗针枝叶 10 克，黄珠子（栀子）10 克，猪肝 150 克。先用前 7 味药煎出药汤去药渣，再把猪肝放入药汤中煮熟，吃猪肝喝汤。

### 3. 正虚邪盛积聚病症

症状表现：平素脾胃功能较差，进食稍多或冷凉食物即肚腹胀痛，似有包块样顶胀，感觉疲倦无力、不思饮食、消瘦、头昏。

病因分析：由于身体消化吸收功能差，导致人体正气不足，遭受寒凉或难以消化食物影响，脾胃功能虚，对所进食物消化不尽，营养来源不足，故气血亏虚，血运不好至瘀成积聚。

治疗方法：

（1）巴壁虎（守宫、天龙、四脚蛇）1条，用米粉或面粉调成糊状包裹壁虎，用文火慢慢烤熟食之，当大便下血块（泻下小血块），服用3～5次即愈。

（2）腹满坠如石积、纳谷不化者，朝东方生长的白杨木树枝刮去粗皮200克，切成薄片，用酒500毫升，密封浸泡一天一夜，每次口服50毫升，日服3次。

（3）阳雀花根15克，山药15克，松苓（茯苓）15克，鸡矢藤10克，炒鸡内金15克，炒白术15克，米辣子（吴茱萸）6克。水煎服，每日1剂，日服3次。

（4）党参15克，茯苓15克，焦山楂15克，炒谷芽15克，隔山消15克，青藤香10克。水煎服，每日1剂，日服3次。

### 4. 情志失调积聚病症

症状表现：经常生闷气、发脾气，两胁下胀痛、上腹部胀满，感觉有气窜走胀痛、口干苦、食后胀痛加重，有时出现大便干结，眼睛发热、发胀，烦躁不安。

病因分析：经常生气、发怒的人很容易引起肝气不疏畅，肝气不疏横走犯胃，所以发生胃脘腹部胀满、两胁胀痛；肝郁久发热，虚火上犯引起眼睛胀、灼热有眼屎；胃受肝气损伤，导致虚火内生，故心烦不安、大便干结、口干苦；喜食冰冷食物，脾胃功能失调，所以脘腹胀满、不思饮食。

治疗方法：

（1）虎杖（山坡上不靠水流处采挖的）300 克，用米酒 500 毫升浸泡 7 天后开始服用，每次 30 ～ 50 毫升，每天服 3 次，服药后大便泻下胀满即消，大便排泄每天超过 3 次即停服。

（2）青藤香 15 克，蜈蚣草（香附子）15 克，水打不烂（石菖蒲）15 克，黄珠子（栀子）15 克，刺黄连根（三颗针）10 克，枳壳 15 克，培凹杷（凹叶厚朴）15 克，生山楂果 15 克。水煎服，每日 1 剂，日服 3 次。

（3）萝卜籽（莱菔子）30 克，鸡内金 30 克，摘梅条（地枇杷）30 克。共碾成细粉，用鸡蛋清调成糊状，贴敷足三里穴、丰隆穴、上脘穴、神阙穴，每天换药 1 次，连用 3 ～ 5 天即效。

## 四、诸气类病症

诸气类病症是泛指因气（气之致病包括气虚、气滞、气乱）引起的病症。在姜老的《本草医方》中记载有诸气类病症 12 个条目，因条目中内容有相同或接近的论述，为便于整理，我们分别以气虚、气滞和气乱归类进行叙述。

### 1. 气虚类病症

症状表现：气虚致病的内容比较多，在姜老的《本草医方》中记载的气虚病症主要是脾虚、气血亏虚所致的气虚病症，其临床表现有胃气痛、气结腹中不散坠胀痛、纳食不香、头昏乏力、肚腹胀、打饱嗝；大便不畅，时干时稀，挟有风气泡。

病因分析：由于脾胃功能虚，消化吸收差，营养来源不足，导致气血虚亏，故出现头昏；消化功能弱，则出现肚腹胀满、停食打嗝、大便排泄失常等。

治疗方法：

（1）胃气不调，马齿苋（鲜品洗净切细）200 克，薏苡仁 100 克，粳米 100 克。煮稀饭吃。

（2）胃气冷痛，生姜 15 克，米辣子（吴茱萸）10 克。煮水，加白砂糖 15 克调匀趁热吃下，日服 3 次。

（3）胃中结气块痛，青皮 15 克，青藤香 10 克，鸡肫皮（鸡内金）15 克。水煎服，每日 1 剂，日服 3 次。

（4）青石榴皮 100 克，檀香木 20 克，甘草 15 克。焙干碾成细粉吞服，每次 6 克，淡盐汤送服，日服 3 次。

### 2. 气滞类病症

症状表现：胃腹胀痛、打饱嗝、肚腹鸣响、纳谷不香、进食气胀加重、心烦易生气，排大便时有气泡，放屁后腹胀痛减。

病因分析：气滞腹痛，又叫气结腹痛，多由于起居不慎、情志不舒，是气机郁滞肠胃所致。气滞会引起肝郁脾虚，脾虚功能不调，造成消化食物能力下降，食物不化，精华难以吸收，故肚腹胀气痛等各种症状发生。

治疗方法：

（1）大鲤鱼（约1斤）或七星鱼1条，开肚去掉内脏，胡椒粉5克，独头蒜（剥皮切片）1个放入鱼肚腹中用线缝好，赤小豆100克同煮熟，再加入白萝卜13或15片，葱苗一小把切成小段，一起再煮片刻，空腹一次吃完鱼肉。夜里五更（凌晨3—5点）泻下，恶气消，腹胀气痛即除。

（2）白酒煎煮杨柳树白皮300克，然后用布或毛巾浸药水，趁热暖敷肚腹部，每日1～2次，连用几天病症减轻即愈。

### 3. 气乱类病症

症状表现：气结心窝（上脘部位）不散，肚腹内胀气结块，游走窜气疼痛，气痛上冲心腹，胸闷气促难受，纳谷不香，饱胀无常，心腹烦闷不舒等。

病因分析：由于平常饮食无规律，饥饱无常，加上有的进食时生气，引起肝郁不顺；气结滞在胃肠，消化功能失调，食物难化则气积滞；气上逆冲心腹，横冲伤脾的输泄功能，故气停肚腹胁下；气乱行走窜引起肚腹疼痛病症。

治疗方法：

（1）气乱上冲心腹、短气促郁者，梨木（鹅梨树）15 克烧灰，剥出鸡的蛋壳中的白皮（凤凰衣）30 克，米辣子（吴茱萸）15 克。焙干碾细粉吞服，每次 6 克，用米酒送服，日服 3 次。

（2）腹内气胀似有块状物者，猪肚一具，洗净去油脂，先煮熟，再用茶油或菜籽油炸，切片，再加小茴香 10 克，臭屁藤（鸡矢藤）10 克，胡椒 6 克，花椒 10 克，一同炖服。

（3）气痛心腹者，团鱼壳（炙鳖甲）20 克，京三棱 15 克，桃仁（去皮、尖）15 克，米醋 10 毫升。水煎服，每日 1 剂，日服 3 次。

（4）不拘男女冷气痛，心彻痛者，乌药（酒炒）20 克，炒小茴香 10 克，炒橘皮 15 克，炒高良姜 10 克。共碾成细粉吞服，每次 5 克，用温水或米酒加温送服，日服 3 次。

## 五、肠风类病症

肠风类病症，指的是因为脏腑劳损、气血水液不调，以及风热邪毒搏结于大肠所引起的便血症，大便下血，血在便前，颜色多为鲜红，多因外来风邪侵害，内风下犯所致。

症状表现：肠风便血、大便秘结疼痛、肠中硬结、肛门肿痛便血，大便下血带有脓血鼻涕样物，大便后下血或脓血等。

病因分析：由于脏腑（胃肠、脾）功能劳损，气血水液不调，或遭到外来各种毒热邪气侵害所引起。

治疗方法：

1）内治法

（1）肠风泄血，铜钱草（小马蹄金）鲜品1两（50克）煮水当茶饮。或用干品碾成细粉，每次6克，米汤送服，日服3次，连用5～7天即效。

（2）黑豆500克炒焦碾成粗粉，加入热酒1000毫升浸泡一昼夜后，取酒服用，每次50毫升，日服2次。

（3）肠痔下血，赤小豆1000克，米醋1000毫升，先把赤小豆煮熟晒干，然后加米醋煮热，滤去醋水，再将赤小豆晒干碾成细粉，每次6克，白酒送服，日服3次。

（4）肠风下血不止，急用丝瓜络15克烧灰存性，加入槐花20克共同碾成细粉，空腹服用6克，米酒送服，日服3次，服用2～3天出血可止。

（5）大便下脓血（肠风下血伴酒痢），乌梅肉200克烘干碾成细粉，每次10克，米汤送服，日服2次即效。

（6）肠毒内攻、肠风下血、腹泻不止，柿饼（鲜品或干品亦可）烧熟食下，每日1～3个，连用3～5天即好。

（7）大便前有血、病人面黄消瘦，酸石榴皮200克碾成细粉。用石榴叶煮汤送服，每次10克，日服3次，连用5～7天，病可愈。

（8）肠风下血、窜气腹痛，三月苞根、龙芽草、地榆鲜品各30克。煨水服用，每日服2次，连用3～5天即可。

（9）肠风血痔、诸般下血，贯众（去毛）100克碾成细粉，每次6克，米酒送服，日服2次。或用骨碎补100克烧灰存性，碾成细粉，每次10克，米酒送服，日服2次即好。

（10）肠风下血，鲫鱼一大条去内杂，取五倍子15克，白术10克，碾成粉放入鱼肚内，用黄泥包好封固，置小火上煅存性，碾成细粉，每次5克，白酒送服，或用热米饭拌匀服用，每日2次。

（11）肠风下血，便前出血是肝肾虚，便后出血属肺虚。皂角刺15克，破故纸10克，槐花10克，核桃肉15克。共炒焦碾成细粉，每次5克，米汤送服，每日2次。

（12）肠风下血随四时而起病者，采摘长在南方的侧柏树叶、松树皮的内皮各适量，烧灰存性，碾成细粉，每次6克，米汤送服，日服2次。

（13）肠风下血不止，棕榈毛、瓜蒌壳、荆芥、槐花各适量。共炒焦碾成细粉，每次6克，米汤送服，日服2次。

（14）大便下血，乱头发（人头发）5克，鸡冠花叶5克。共烧成灰，睡前冲阴阳水服用，每日1次。

2）外治法

（1）肠风下血，用新鲜的仙鹤草、黄荆条、马齿苋各适量，煮水熏洗肛门，每日1次。

（2）骂萨菇（蒲公英）、千里光、银花藤、老茶树叶各适量，煮水熏洗肛门，先熏后洗再坐浴，每日 1 次。

（3）因酒毒肠风便血，大田螺 3 个，洗净捶烂，加入冰片 3 克，浸出水液，直接涂擦肛门，每天 2 ～ 3 次即可。

（4）肠中结硬块疼痛者，生大蒜、芒硝、生大黄各适量，同捶烂，用药汁涂擦肛门及直肠内，每天 2 次。

## 六、痔漏（瘘）类病症

痔和瘘是两个病症名称，其共同点都是发生肛门的部位，但各有不同表现。

痔：又叫痔疮，指的是生长在肛门内外之间的，没有破溃的紫暗色的血疱，生长在肛门外边的血疱叫外痔，生长在肛门里边的血疱叫内痔，生长在内外之间的血疱叫内外痔。

瘘：有的叫漏，指的是生长在肛门内外处破溃的瘘管疮，经常肛门周围肿胀疼痛而且流脓血的疮疡，有的多与痔疮破溃相关，所以又叫痔瘘。

痔疮的症状表现：肛门内侧或周围长有类似黄豆大小的紫暗色血肿块，时有隐隐作痛，大便干或便秘时疼痛加重，大便排出时有鲜血或便后滴血，久坐或吃过多辛辣、燥热食物、饮酒，会加重肿胀、疼痛。长在肛门内侧一般不直接看到的为内痔；长在肛门外侧，能看见痔疮肿块的为外痔。

痔漏（瘘）的症状表现：多由于痔疮发生的时间久，体质下降，引起痔疮破溃流脓血，往往久治难愈，有的到后期会形成瘘管，长期流脓血、疼痛，反复发作。

痔疮、痔瘘病症的病因分析：由于温热邪气下注大肠、肛门，周围气脉血水流通不好，湿邪热毒与气脉血水相搏，瘀阻积结成血肿包块，时间瘀久便转变形成脓疮而成痔；脓肿血痔破溃流脓血水，久治不好就发展形成漏管。

治疗方法：

1）内治法

（1）痔疮发作时，槐花、槐角适量，碾成细粉，用米酒或甜酒送服，连服 3 ～ 5 天即好。

（2）痔疮发作时，墨旱莲鲜品全草，洗净用石镭钵捣烂如泥，加热酒 1 杯（50 ～ 100 毫升）拌匀，滤取药汁内服，药渣外敷患处。

（3）痔疮初起，新鲜马牙菜（马齿苋）洗净煮熟吃下，同时用马齿苋煮水熏洗肛门处，每日 1 次，1 月可愈。

（4）痔疮出血，新鲜益母草、苦蒿叶各适量，洗净用石镭钵捣烂，取井水（泉水）调匀滤汁内服。

（5）痔疮出血百药效差，槐树上长的木耳菌，加米煮稀饭吃，连吃 3 ～ 5 天即好。

（6）橡树果（麻栗籽）去壳烘干碾成细粉、糯米粉各 200 克，炒黄，加水调成饼蒸熟吃，每日 2 次，连用 4 ～ 5 天即好。

（7）年久痔瘘未愈，团鱼（鳖）500 克，小茴香 10 克，葱、姜适量，一起炖熟吃肉喝汤，经常食用即好，忌食甜酒、醋、燥热食物。

（8）肛门肿痛，新鲜马齿苋煮水熏洗，也可用马齿苋焯水后凉拌食用，连用 3 ～ 5 天，肿痛即消。

2）外治法

（1）黄柏皮 15 克，夏枯草 20 克，紫花地丁 20 克，蒲公英 20 克，明矾 5 克，皂角刺 5 克，甘草 5 克。煎成浓汁，滚开时把药水放桶内（桶盖中开一小口），让病人趁热坐在桶盖上（肛门对着桶盖小口）熏肛门，等水温稍凉时倒入盆内清洗痔疮处，使其流出恶汗毒液，每天 1 次，坚持 3 ～ 5 天即达全效。

（2）痔疮疼痛时，取活田螺 1 个，洗净泥浆，用冰片 1 ～ 2 克，放入田螺内盖好，埋入土中一宿，然后取出用田螺内浸出液擦痔疮处，痛可止。

（3）先用槐树枝叶、垂杨柳树枝叶各适量，煮水熏洗肛门周围处，然后用艾条灸肛门周围七壮效果更好。

（4）痔疮下血，先用葱白一把，煮水熏洗肛门处，然后用糯米草烧灰，加蜂蜜调匀涂敷患处。

（5）肠风出血，仙鹤草 50 克，槐花 50 克，蒲公英 50 克。水煎熏洗肛门处，也可同时内服药汤，每天 3 次，每次 200 毫升。

（6）痔漏流脓血疼痛，用苦葫芦瓜 4 个，在瓜上打一小孔，放锅内煮开数十分钟，然后取一竹筒长一尺左右，一头插入瓜孔中，一头对着痔漏处，让热气对着痔漏处熏之，冷后又换一个，每天 2 次，直至痔漏好为止。

（7）痔疮肿痛，水杨柳、茄子根、花椒、荆芥、马齿苋、葱白各一把（约 100 克）水煮，趁热先熏后洗肛门处，每日 2 次。

（8）肛门肿痛、肠痔便血，用桃子树叶、杨柳树枝叶、鱼鳅串全草，煮汤熏洗肛门，每日 1 次。

## 七、虚损类病症

虚损类病症，总体是指身体虚弱、抗病能力不足，或是老年人体质差、抗病能力减弱的病症。当人体发生虚损类病症时，虽然病根在体内，但症状却是表现于体表，就如古人说“人之有病，有诸于内，必形诸于外”之理。

姜彦儒老先生在书稿“虚损类”病症中写有十多个虚损病象及治疗药方，但有重复内容，所以，在整理中对重复的条目做了综合整理编写。

症状表现：书稿中所列有盗汗、虚寒、虚弱、久病虚弱羸疫症，还有男女劳（痨）痿症等，这些病症临床表现都是虚弱征象为主，如头昏、体力差、抗病能力不强、常感冒、怕风寒或脾胃功能失调的胃肠胀痛、大便稀溏等。

病因分析：多由于人体气血亏虚、脾胃消化吸收功能不调，或体质素来不强，遭受寒冷邪气侵害而致病。

治疗方法：

（1）男女劳（痨）瘵，肢体倦痛，青蒿500克，切细或碾成粗粉，用井水1500毫升、甜酒水500毫升同煮，煎熬成膏状做成药丸如黄豆大，每天早上空腹服20丸。

（2）自汗不止，糯稻根、浮小麦各适量，炒焦碾成细粉。每次10克，米汤送服，日服3次。

（3）体虚盗汗，浮小麦炒焦，碾成细粉，每次6克，温水送服，日服3次。或用黄芪100克，当归20克，浮小麦50克，煮水代茶饮。

（4）服食大豆，可补虚损、长肌肤、益颜色、填骨髓、增加体力。其方法：黑大豆500克，去掉外皮后炒焦，碾成细粉，加入猪油炼成膏，调和为丸服用，丸如小枣大小，每次服用1丸，日服2次。

（5）下焦虚冷、小便频数、瘦弱无力，补骨脂20克，碾细，放入砂罐中加少许酒熬开后，再加入一大杯米酒（50～100毫升）拌匀，空腹饮之，每日1次，经常服用病可好。

（6）补益虚损，莲子200克，用米酒浸泡2天后剥皮去心备用，取新鲜猪肚1个洗净剥除油脂切成条状，先用粳米加猪肚条熬熟，再加莲子煮成稀饭食用，分3次，1日吃完，连用数日。

（7）补益瘦弱、脏腑虚损、阳气虚之症，山中麻雀5只，去毛开肚去内杂洗净，切成小块放入砂罐中，加入小米（粟米）100克，葱白3根，用水酒各半煮熟，吃肉喝粥（汤），每天1次，连用半月。

（8）补益虚弱，猪肚1具洗净，用花椒30克，干姜30克，葱白7根，粳米200克，放入猪肚内，用线缝合好煮熟食之。

（9）久病虚弱不生肌肉、胁下似有水气胀满不能多进饮食、四肢烦热，新鲜羊肚1具洗净除去油脂，加入白术50克，一起煮熟，吃肉喝汤，疗效甚好。

（10）补精润肺、壮阳助胃，炸过的牛脊髓200克，核桃肉200克，杏仁200克，山药250克。共同碾成细粉，加入蜂蜜调匀成膏状，每日空腹服用一汤匙约20克。

## 八、关格类病症

关格是一个病症名称，指的是尿闭不通兼呕吐不止者，其次指的是大小便不通畅或闭结之症。所以古人云："大便不通谓之内关，小便不通谓之外格，二便俱不通者为关格也。"

症状表现：主要有小便不通畅、排尿困难、小腹胀满或胀痛；大便不通畅或排便较难、肛门胀、腹部胀气或胀痛、心烦不安。有的出现大小便不畅快，或二便排出困难，伴有恶心呕吐，进食时肚腹胀满或食则欲呕等症。

病因分析：关于小便不通或大便闭塞，其涉及的脏腑（器）

主要是肺、脾、胃、肾、大小肠和膀胱，以及阴、阳气机的平衡协调。是由于脾肾不足，水邪湿浊逗留，郁而化热上攻所致。如阴气太盛，则阳气不能荣养而致关病；如阳气太盛，则阴气不能荣养而致格病。关格病症，较隆闭严重，一旦发病必须早予救治。

治疗方法：

1）小便不通药方

（1）小便不通，尿胀满难受。用土狗崽（蝼蛄）1只，焙干碾成细粉。井水送服，服用1～2次即效。

（2）小便不通。用新鲜蚯蚓（地龙）5条，洗净用布包好，捶烂取汁服用。

（3）小便堵塞不通。用鲜莴笋擂烂成泥，做成药饼贴敷肚脐上，片刻小便即通；或用盐、朴硝、冰片共碾细粉，贴敷肚脐上小便即可通。

（4）小便不通急胀难受。苦葫芦瓜子30颗，蝼蛄3个。共焙干碾成细粉，每次3克，井水一小碗（约300毫升）送服，日服3次，连用1～2天，小便畅通即停药。

（5）小便不通，小腹胀满，引起下肢浮肿。车前草250克，桑叶100克。水煎浓汁服，连服3～5次，小便即通畅。

（6）腹胀如鼓，小便不通。活田螺1个洗去泥浆，加食盐半匙（3克），共同擂烂贴敷脐下一寸五分处（气海穴），2个小时后小便自通，腹胀即消。

（7）小便不通，小腹胀满。瓜蒌壳1个，焙干碾成细粉。每次6克，用甜酒送服，以通为度。

（8）小便闭胀，不治死人（死人指的是危急之意）。急用葱白3斤（1500克）鲜品，洗净切节炒热，用布袋分装成2个，交替熨小肚腹，直到气通排尿。

（9）小便不通。新鲜猪胆汁，用小麦秆或细小葱管插入尿道，把胆汁送入尿道内，灌之立通。

（10）腹痛急胀，小便不通。用葱管插入尿道内，吹少量盐粉至尿道内，不多时小便即排出。

2）大便不通方

（1）大便不通。挖耳草（又名烟管头草、天名精）、大黄、芒硝、甘草各等分，水煎当茶饮，便通即停服。

（2）大便闭塞不通，吃药不效者。草乌头3克，海盐10克，同碾成细粉，每次1克，用葱管吹入肛门一寸处，大便即通。

（3）大便干结难排。羊蹄根（大夜关门）10克，水煎温服。同时用生姜削2寸长，去外皮，蘸上盐纳入肛门内，大便即通。

（4）大便不通。甜瓜子7颗，碾成细粉，加入蜂蜜适量拌匀，做成条状药棒，纳入肛门中，少顷即通。

（5）大便不通。猪牙皂炒成炭存性，碾成细粉，用温热米饭拌匀做成条状，塞入肛门内，即通下硬结燥屎。

（6）大便不通，浊气奔上冲欲死者。干乌梅10个，热水浸泡去核，擂烂如泥做成药条状药棒，纳入肛门中，片刻即通。

3）大、小便不通药方

（1）大、小二便不通。用白矾填入肚脐中，以井水慢慢滴入，直到感觉冷气透至腹内，二便自然通畅。如有的人肚脐平浅或脐突出者，就用纸壳做成圆圈，把白矾放在纸圈内，再慢慢滴水，使白矾溶化浸入腹内，同时可用火麻仁（冲烂）泡水内服，效果更佳。

（2）大、小便闭塞不通。用盐和醋调匀敷肚脐中，干了又换，任盐汁浸入肚脐内，大、小便约一小时后排出。

（3）大、小便不通，闭胀欲死，三日则人绝气（危重之意）。芒硝 10 克，泡热水 200 毫升，搅匀溶化澄清后服其药水，取呕吐即救活。

（4）大、小便不通。新鲜酸浆草一把（约 50 克），车前草一把（约 50 克），共同煮浓汁，加入红糖 3 克与药汁拌匀服用，连服 3 ～ 5 次二便即可通。

（5）大、小便闭塞，关格不通，二三日则死。胡椒 21 粒煎水，加入芒硝 2 克同煎化服用。

（6）二便不通。皂荚（猪牙皂）、露蜂房各等分烧灰存性，碾为细粉，用米酒或米汤送服，每次 6 克，日服 2 次，二便可通。

（7）大、小便热结不通。车前子（或车前草）、小通消（小通草）、食盐各等分同擂烂，取汁服用，加入淘米水服之效更佳。

（8）关格胀满，大、小便不通。独头蒜烧熟去皮，用布包好纳入肛门中，气通便亦通。

（9）关格闭塞。猪油50克，生姜6克，盐巴6克，加米酒、井水各200毫升，用文火慢煎，分3次服下，二便即通。

## 九、男阴类病症

男阴类病症，包括阴茎、阴囊、睾丸（卵蛋）及阴部发生的疾病。常见的病症有阴茎生疮、肿痛，阳痿、早泄，阴囊湿疹、肿痒疮痛，坐板疮，会阴部潮热红肿痒痛等。

症状表现：主要表现有阴囊生疮、红肿痒痛、破溃流脓血水液，会阴部湿热长丘疹，还有隐睾、缩阴疼痛、阳痿（阳事不举）或阳强（阴茎强硬不萎）等症。

病因分析：多由于情志郁火，损伤肝脾，湿热下注，郁蒸生虫，虫蚀阴中所致；还有因外阴不洁，导致虫蚀感染或湿热下注阴部而致病。

治疗方法：

1）内服药方

（1）阴囊生疮肿痒难受。桃仁炒香，碾成细粉，每次10克，米酒送服，日服二次。

（2）阴囊肿痛。葫芦巴5克，滑石20克，小茴香5克，马鞭草20克。水煎服，每日1剂，日服3次。

（3）交媾劳伤，卵肿或缩入腹中如绳。明矾 3 克，硝石 10 克，共碾细粉，再用小麦煮清稀饭送服，每次 2 克，日服 3 次，热毒从小便排出病即愈。

（4）阴冷闷痛，渐入腹中，肿满难忍。急用车前子、仙茅各适量，碾成细粉吞服，每次 5 克，日服 3 次。

（5）阳事不举。铁马鞭 10 克，壮阳草（淫羊藿）15 克，地棕根（仙茅）10 克，洗净切细与羊肉煮熟，然后吃肉喝汤，连用数次后即见效。

（6）阳事不举或举而不坚。蛇床子、五味子、韭菜子、菟丝子各等分，焙干碾成细粉，加入蜂蜜调和为丸如黄豆大，每次服 30 丸，米酒送服，日服 3 次。或覆盆子 500 克，白酒 1000 毫升泡服，每次可服 100 毫升，久服见效。

（7）阳事不举。雄鸡肝 3 具，菟丝子 30 克。焙干碾成细粉，加入麻雀蛋调和为丸如赤小豆大，每次 50 丸，米酒送服，日服 2 次。

（8）阴囊皮肿及阴茎湿热。骂萨菇（蒲公英）20 克，黄柏 15 克。加米汤煎煮开数沸，倒出药液，待冷却后服用。

（9）阴部湿热潮热发痒。黄柏 15 克，野菊花 20 克，土茯苓 20 克，地肤子 30 克，蒲公英 20 克。水煎服，每日 1 剂，日服 3 次。

（10）阴茎肿痛。板蓝根 15 克，香附 10 克，金银花 15 克，蒲公英 30 克，黄柏 15 克，车前草 20 克。水煎服，每日 1 剂，日服 3 次。

（11）阴茎强硬不痿，精水外流不停，时时如针刺痛。急用韭菜子、破故纸各 20 克，黄柏 15 克，黄珠子 15 克。水煎服，每日 1 剂，日服 3 次。

2）外治药方

（1）阴冷疼痛、冷气入腹、肿满死人（肿满死人指急剧疼痛难忍）。用米（陈）醋与子母灰（灶中热灰）拌匀，用布包好熨敷局部，直到感觉温热，痛可止。

（2）阴头生疮。蜂蜜、生甘草粉调匀，直接涂敷于患处。

（3）阴下痒痛。车前草、蒲公英、葎草鲜品各适量，煮水熏洗，每天 2 ～ 3 次。

（4）阴茎、阴囊生疮疼痛。绿豆粉、淡豆豉、蚯蚓（地龙）泥各等分，井水调匀拌成糊状，涂敷患处，干了再换，治疗期间忌食酒、大蒜、芥菜等物。

（5）缩阴疼痛，从阴物（阴茎）根脐下处。用蒜皮 7 层，钱（草）纸 7 层（用白酒浸湿）敷贴到肚脐上；或用艾绒点燃灸之，直至局部发热，疼痛减少为止，同时可取岩豆的藤和叶捶烂与米酒调服。

（6）阴囊肿痛。葱白和乳香适量捶烂，取汁涂擦患处，即时痛可止、肿可消。

（7）阴囊烂疮流水、痒痛。挖新鲜的小麦冬全草煮汁，加茶油，倒入灯盏中熬成膏，用布包贴敷患处即效。

（8）阴茎生疮、阴头溃烂，久痛不愈。农历五月初五采繁缕菜（鹅儿菜）烧焦，加入蚯蚓（地龙）泥与水拌匀涂擦患处，干了再涂，治疗期间忌酒、面食、辛辣燥热等食物。

（9）阴物肿胀如碗。蔓青（蔓荆）根皮捶烂，直接贴敷于肿胀处。

（10）阴肿痛如针刺，疼痛难忍。蒜头、韭菜根、杨柳树根、马鞭草各适量，水煎熏洗患处（先熏后洗）。

## 十、遗精类病症

遗精类病症，指的是在睡眠状态中精液滑出或射出体外的一种疾病反应。有的是做梦与女子交媾中精液流出叫遗精；有的熟睡无交媾的情况下自然滑出，待醒后方知，这种现象叫作滑精。所以有言云："梦中与女子交媾曰遗精，无梦而遗曰滑精也"。

症状表现：精神不振、形软乏力，有的伴有手脚心发热、盗汗、夜间口干思饮、性情急躁。睡梦中发生遗精，这种现象多数是梦中与女子交媾中发生；有的因为体弱，平素怕冷，腰虚（酸冷）痛，在睡眠中无梦交而发生精液流出来，这种现象叫作体虚滑精。

病因分析：多由于肝肾阴虚，相火旺动，扰乱精室而导致遗精。如果体虚，久病后正气不足，或阴虚火旺损及人的阳气，则发生怕冷、身体虚弱、无梦而精液滑出之症。

治疗方法：

1）内服药方

（1）肾虚遗精、多汗、夜梦鬼交。用猪肾1对切开去膜，加入制附子粉3克，用湿的草纸包好煨熟，空腹吃下，饮酒一杯，不过3～5服，甚效。

（2）体虚遗白溺，下元虚惫。乌骨鸡（仔鸡）洗净剖开去除内脏，白果、莲子肉、胡椒各10克，放入鸡腹中，一起炖熟，空腹吃肉喝汤。

（3）阴虚梦交。九肋鳖甲炒焦碾成细粉，每次15克，加米酒、童尿各半碗（约200毫升），入葱同煎，去葱服药汤，稍后即出一身臭汗为度，连服3天即效。

（4）心虚梦泄。茯苓碾成细粉，每次20克，米汤调服，日服2次。

（5）思虑太过，心肾虚弱，真阳不固，常有遗精、小便滴沥不尽或梦中频泄。菟丝子15克，茯苓30克，石榴肉20克，五味子20克。共碾细粉，加白酒调糊为丸如黄豆大，每次30丸，空腹淡盐汤送服，日服2次。

（6）梦遗食减。苦参100克，茯苓200克，牡蛎15克。共碾成细粉备用，用猪肚1个，洗净切片，煮熟至烂，取出用石镭钵冲为糊状，加上之前药粉搅拌为丸如赤小豆大，每次40丸，米汤送服，日服3次，久服食用，梦遗可止。

（7）虚劳伤肾、梦中泄精。韭菜子 100 克，桑螵蛸 50 克。共碾成细粉，每次 6 克，饭前温酒送服，日服 2 次。

（8）惊悸梦中遗精者。苏子、木莲果（薜荔果）、白牵牛子各等分，共碾成细粉，每次 6 克，白酒或温开水送服，每日服 3 次。

2）外治方药

（1）梦中遗精。桑螵蛸、五味子、煅牡蛎各适量，碾成细粉，用茶油调匀制成药饼，贴敷神阙、涌泉穴（双侧），每天 1 次，连用 5 ～ 7 天即效。

（2）阴虚梦遗。牡丹皮、桑椹子、菟丝子、石菖蒲各等分，碾成细粉，用鸡蛋清调匀制成药饼，贴敷命门穴、涌泉穴（双侧），每天 1 次，连用 5 ～ 7 天即好。

（3）阴虚体弱滑精。制附片、覆盆子、茺蔚子、小茴香，共同碾成细粉，加白酒调为糊状，贴敷命门、气海、神阙、涌泉（双侧），每天 1 次，连用 7 天可好。

## 十一、诸淋类病症

诸淋类病症，指的是石淋、血淋、气淋、热淋、膏淋 5 种淋症。所谓淋，指的是小便出现滴沥不尽、白浊、涩痛等症状的病症。

症状表现：诸淋类病症共同症状有腰痛（酸、胀、隐、刺、绞等不同性质的疼痛）；不同的是排出尿液或有细小泥沙，或白色（乳白色）混浊尿，或血尿（隐血尿），或呈膏状尿液。排尿时尿道出现灼、热、涩（辣）痛等，根据不同的病因，临床症状也有差异。

病因分析：由于病因不同，病症亦表现不同，特分述如下：

（1）石淋：又叫作砂淋、砂石淋，多因下焦积热，煎熬水液杂质而成结石。故见排尿困难，阴中痛、小腹疼痛，若有石排出则疼痛剧烈，尿色黄或尿血。

（2）血淋：多由湿热蕴结下焦，导致热盛伤络，迫血妄行，症见小便涩痛有血或尿血。

（3）气淋：由于脾肾虚、膀胱热所致。症见尿时涩痛，小肚胀满难受，如气虚者，小腹坠胀、排尿等待、尿出无力；实者，气滞不通，小便涩滞而肚脐下疼痛较剧烈。

（4）热淋：多因湿热蕴结下焦而成。症见小便短数、尿道灼热涩痛，伴有寒热、腰痛、小腹收缩胀痛等。

（5）膏淋：多由于脾肾虚弱，不能很好地分清化浊而致病。故见小便如米汤，或鼻涕样脂膏，排尿不畅快，腰膝酸软、头昏耳鸣、气短体倦等。

治疗方法：诸淋病症的治疗方法以内服药物或药食疗法为主。

1）石淋药方

（1）石淋作痛。车前子 60 克，用布包好扎紧，加水煮浓汁服用；或用车前子碾细粉，取车前草鲜品煮水送服，每次20克，结石排出痛即止。

（2）小便淋痛尿血，或见细小沙石排出，腹胀痛难忍。土牛膝公、母（红的为公，白的为母）各20克煎水温服。春夏用鲜叶捶烂挤汁服，秋冬用根加乳香水煎服效佳。

（3）石淋痛沥。人头发烧灰存性，碾成细粉，每次3克，用井泉水送服，日服2次。

（4）砂石热淋痛不可忍。薏苡仁的全草煮水服，冬天热服，夏天冷服，以通为度。

（5）砂石淋痛。九肋鳖甲壳，先用醋炙透，再烘干碾成细粉，每次5克，白酒送服，日服3次，直到砂石排出，痛即愈。

（6）砂石致小便淋沥痛不可忍。鸡内金炒焦，碾成细粉，每次15克，金钱草煮水送服，日服2次。

（7）砂石淋痛。胡椒、朴硝、滑石各等分，共碾细粉，每次6克，用白茅根、蒲公英煮水送服，日服2次，疼痛可止。

（8）石淋作痛。桃树上流出的树脂，每次服小枣大小（约5克），用玉米须水煎送服，日服3次。

2）血淋药方

（1）血淋，小便如膏之血凝。土牛膝（公、母）根、白茅根、车前草各20克。水煎服，每日1剂，日服5次，连用半月可愈，如复发继续服用几次即愈。

（2）血淋尿血疼痛。紫色茄子叶碾成细粉，每次6克，用苦妈菜（小叶莴笋菜）、桑树上长的木耳煎汤送服，日服3次。

（3）小便血淋。干柿饼3个烧灰存性，用陈米煮成米汤送服。

（4）男子血淋，痛胀欲死之状。人头发烧灰存性，碾成细粉，每次6克，鲜藕捶烂取汁送服，日服3次，连服3～5天即效。

（5）凡血淋、热淋不拘男女。赤小豆200克，慢火炒焦，碾成细粉，每次10克，温酒送服，日服3次。

（6）小便溺或有血丝。墨旱莲、车前子各等分，碾成细粉，每次空腹服6克，用淡豆豉一撮（约20克）煎汤送服，日服3次。

3）气淋药方

（1）气淋。木通10克，石菖蒲15克，防风15克，枳壳15克，木香10克，蝉蜕10克，白僵蚕15克，制胆南星10克，甘草10克，香附10克。水煎服，每日1剂，日服3次。或用上药共同焙干碾成细粉，每次6克，温水送服，日服3次。

（2）气淋小便淋结、脐下烦闷。木通10克，车前草15克，萹蓄15克，瞿麦15克，马鞭草15克，黄柏15克，淡竹叶10克，甘草10克。水煎服，每日1剂，日服3次。

（3）气淋小腹胀、尿涩痛不畅。石韦、香附、木香、黄柏、黄珠子（栀子）各15克。水煎服，每日1剂，日服3次。

4）热淋药方

（1）老人淋痛、身体甚热。急用车前子 150 克，用布包好煮水，煮开数沸后把车前子取出，留下药水，然后加入高粱米 120 克煮成稀粥食用，连服 5 ～ 7 天淋痛身热可好。

（2）小便热淋疼痛、尿黄量少。新鲜骂丙马（马齿苋）、酸咪咪菜（酢浆草）各适量洗净，用石镭体冲烂，加入井水拌匀服用，空腹吃下效果更佳。

（3）老人身热淋痛、小腹胀满。小麦 100 克，车前子 50 克（布包），高粱 100 克，木通 15 克（布包）。一起煮成稀粥，取出药物，食粥即好。

5）膏淋药方

（1）淋症白浊，尿如膏浊。羊的脊柱骨（包括脊髓）一条，烘干碾成细粉，每次服用 15 克，甜酒送服，日服 3 次。

（2）老人淋溺白浊，尿时涩痛。大血藤、小血藤、大风消、小风消、马蹄香、八月瓜、车前草、萹蓄、水菖蒲各 15 克。水煎服，每日 1 剂，日服 3 次。

（3）淋症白溺如膏，尿难排出，小腹胀痛。苦荞子适量，炒焦碾成细粉，加入鸡蛋清调和为丸如黄豆大，每次 50 丸，用淡盐水送服，日服 3 次。

（4）五淋白浊。田螺活的 10 个洗净，连壳加入白酒煮熟，挑出肉食用，每次 10 个，酒汤送服，连用 3 ～ 5 天病状即好。

（5）虚劳，小便白浊，体虚排尿无力，腰酸痛。羊的龙骨

（脊柱骨），砍成小块烘干，碾成细粉，车前草 30 克，马鞭草 30 克，煎水送服。每次 10 克，日服 2 次。

6）诸淋共用药方

（1）粟米粥，气薄味淡，阳中之阳，所以淡渗下行，能利小便，有医道云："一人病淋，百事专药食之不服（效），以令吃粟米粥，绝去它味（停用其他药物），旬余而瘥，此以五谷治病之理也。"

（2）治男女诸淋，小便溺稠难排，痛楚难受。鲜品酸汤杆（虎杖）根 30 克，煎水去渣，加入乳香 15 克拌匀服之即效。

（3）老人身体虚，尿中白浊有沉渣，耗损精液，头重身困。糯米 250 克炒黑，与白芷 30 克共同碾成细粉，加蜂蜜调和为丸如黄豆大，每次 15 丸，用木通 10 克，车前草 20 克，白茅根 20 克，煮水送服，日服 3 次。

## 十二、癫狂类病症

癫狂类病症，指的是癫病和狂病两种病症。虽然发病初期其临床表现有所区别，但到了中期后临床表现大体一致，故辨病治疗上把癫病和狂病合称癫狂论治。

症状表现：癫狂的症状表现，往往是早发期有些区别。如狂病者发病之初，很少睡眠，有的没有饥饿感，狂妄放荡、自高自大、大吼大叫，或自唱自舞、哭笑无常、目中无人等；癫病者初期发病时，临床表现为沉默寡言、表情淡漠、眼神呆滞或终日昏睡不起，严重者会发生突然跌仆倒地。临床中癫症日久，由于痰郁化火，可以表现为狂症；狂症久治不愈，正气不足，也可转为癫症，所以多以癫狂并称。

病因分析：由于母亲怀孕时遭受大惊恐吓，气上而不下，精气不循常道，故会引发癫疾；还有痰气郁结，精神受刺激等因素均可引发癫狂之病症。

治疗方法：

（1）癫狂发作，胡言乱语、狂妄自大、狂躁不安。伏龙肝（灶心土）碾成细粉，每次 3 ～ 5 克，井水送服，每日 3 次。

（2）凡狂疾发作，或以高贵自称，或悲伤哭泣、呻吟不止。用蝉蜕烧灰存性，碾成细粉，每次 5 克，酒水送服，日服 3 次。

（3）狂疾发作，狂言鬼语（乱说如见鬼状），急火攻心病重。用癞客包（蛤蟆）干皮烧灰存性，每次 3 克，酒水送服，日服 3 次。

（4）癫狂之邪狂妄发作，自贤自圣，奔走不休。用雄鸡 1 只，杀死去毛，除去内脏洗净，加五味子 15 克煮熟，当作美食食用，其症可减缓。

（5）心疯发狂。狗肝 1 具剖开，黄丹、硝石各 1 匕（3 克）碾成粉涂搽于狗肝内，捆扎好煮熟后，吃肝喝汤。

（6）疯狂或歌或哭，行走不休。朱茯苓 20 克，石菖蒲 20 克，钟乳石 20 克，倒金钩（钩藤）20 克。水煎服，每日 1 剂，日服 3 次。

## 十三、痢疾类病症

痢疾类病症有红（赤）痢、白痢、酒痢、气痢、久痢、虚痢等。其病症的共同点是泄泻下痢，不同点是以泻下的便样和其他的并发症进行区分。所以辨证施治时亦有所差别。

症状表现：主症以大便次数增多而量少，肚腹疼痛，里急后重（排便不尽），泻下黏液及脓血样大便为特征。如大便以红色脓血样为主者即是红痢；如大便以白色黏液为主者为白痢；若酒后泻下黏液或脓血者为酒痢；如泻痢者体质虚弱，常泻黏液脓血便者则为虚痢，或气痢、或久痢；患泻痢者，时好时痢则称为休息痢。

病因分析：痢疾病为夏秋季常见的急性肠道疾病之一，其发病原因多由于外受湿热疫毒之气，内伤饮食生冷、不洁食物，积滞于肠中所致。

治疗方法：

1）红（赤）痢药方

（1）红（赤）痢，腹中刺痛，泻痢不止。椿树根皮烘干，碾成细粉，米醋调糊为丸，每次空腹服 6 克，米汤送服，日服 3 次。

（2）热毒血痢，泻下脓血，腹中灼热疼痛。栀子 20 个，去掉外皮碾成细粉，用蜂蜜水调服，每次 6 克，日服 3 次。

（3）血痢腹痛，日夜不止。芸苔叶（油菜）、仙鹤草（鲜品）各适量，擂烂取汁 200 毫升，加入少许蜂蜜调匀吞服，日服 3 次。

（4）暴痢下血。去皮大蒜 5 个，淡豆豉 30 克，共同擂烂成膏状，每次 6 克，米汤送服，日服 2 次。同时用大蒜擂烂贴敷涌泉穴（双）、神阙穴上，每天换药 1 次。

（5）赤痢不止，肚脐疼痛。黑豆、黄连、吴茱萸各等分，共同碾成细粉，每次 5 克，日服 3 次。

（6）赤痢不止。新鲜鲫鱼煮汤，去鱼留汤，加入粟米（小米）100 克，四季葱一握（约 100 克），一起煮稀饭食之，连用 2 ～ 3 天即效。

（7）血痢不止。贯众 15 克，乌梅 15 克，石榴皮 20 克。加入酒水各半煎煮，代茶饮用效佳。

（8）暴泄赤痢。白草霜（锅底灰）碾成细粉，每次 6 克，米汤送服，日服 3 次。

（9）血痢不止，肚腹灼热疼痛。地锦草（人字草）干品碾成细粉备用，再取新鲜车前草擂烂取汁，加入少许蜂蜜拌匀送服地锦草粉，每次空腹吞服 6 克，日服 3 次。

（10）血痢不止。新鲜三月苞根、龙船苞根、乌苞根各 50 克，加水煮开，再放入鸡蛋 6 个煮熟，每天吃 3 个鸡蛋，用药汤送服，直至痢止。

2）白痢药方

（1）白痢泻下，肚腹疼痛。多年陈石灰500克，沸水1000毫升冲泡，搅拌溶化后澄清，待凉后服用，每次100毫升，日服3次。

（2）白痢不止。鸡冠花30克，仙鹤草30克，车前草30克（都用鲜品）。水煎服，每日1剂，日服3～5次，连服3～5天即好。

（3）老少泻下白痢，陈艾叶和干姜为丸治之。陈艾叶200克，干姜150克同碾成细粉备用，用醋把陈仓米煮成糊状，再把药粉拌入调和为丸如黄豆大，每次空腹服用30丸，米汤送服，日服3次效佳。

（4）白痢。龙芽草（仙鹤草）、白头翁、委陵菜、大叶天青地白各30克，山楂树根皮20克，橡栎树根皮（红麻栗树）20克。水煎服，每日1剂，日服3次。

3）赤白痢药方

（1）赤白下痢不止。干姜、好墨（写字和绘画用到的墨锭）各15克，共碾成细粉，加米醋调和为丸如黄豆大，每次服30丸，米汤送服，日服3次，连服3～5天即愈。

（2）赤白痢。农历五月初五端午（有的地方叫药王节）采摘的青蒿不拘多少，加入适量豆豉共同擂烂做药饼（约20克）晒干。每次用一个药饼煮水代茶饮，连用3～5天即效。

（3）赤白杂痢，身困沉重。益母草、乌梅各等分烧灰存性，加入等分陈盐，同碾成细粉，每次9克。白痢为主者用生姜煎水送服，红痢为主者用甘草煎水送服。

（4）赤白痢下。苍耳子不拘多少，用水煮烂，去药渣后加入适量蜂蜜，再小火慢慢熬成膏服用，每次10毫升，温开水送服，日服3次。

（5）赤白痢下，病重骨瘦如柴。地榆500克，加水1500毫升，煮取1000毫升，去药渣再文火慢慢熬成药膏服用，每次空腹服20毫升，日服3次。

（6）治赤白痢下并噤口痢。蜣螂20克碾成细粉，每次2克，米酒送服，即效。

（7）赤白痢下，小腹疼痛，里急后重或面色发青，手脚俱变。黄蜡6克，鸡蛋黄1个，白蜂蜜、头发灰（血余炭）、黄连各6克，加入适量米醋熬熟，1～2天服完，效果效佳。

（8）赤白痢，久治不愈。黄荆条（最好七匹叶的）枝叶500克烧灰存性，用井泉水冲拌搅匀，澄清后代茶饮用，连用5～7日即愈。

4）酒痢药方

（1）因嗜酒下痢，平素泻痢间断，喝酒后下痢加重，次数增多者。石灰250克，用黄泥土（1尺深以下的黄泥）500克湿润将石灰包裹作团，再用青菜叶或白菜叶将黄泥包裹，置炭火中煅烧两日三夜，然后去掉泥土碾成细粉，米醋调糊为丸如黄豆大。每次服30丸，空腹茶水送服，日服3次。

（2）酒痢，肚腹隐痛，泻前腹痛加剧，便后痛减，反复发作。农村酿酒的酒曲 20 克，烧灰存性，冲阴阳水服，每日 2 次，连服 5 ～ 7 天即愈。

（3）酒痢久治不愈，泻痢时好时坏。石榴皮 20 克，白头翁 20 克，乌梅 20 克，吴茱萸 10 克，小茴香 10 克。每日 1 剂，水煎服，日服 3 次。

5）诸痢（泻）药方

（1）大人、小孩水泻不止。胡椒 9 克，用布包好擂烂，直接敷在肚脐上。敷药前先在肚脐上爆三灯火，然后再敷药，疗效甚好。

（2）泻痢不止。薄荷叶煎水常服或代茶饮。亦可用笔筒草（木贼）15 克，石榴皮 20 克。煎水温服，日服 3 次。

（3）诸痢泻下。艾叶和陈皮等分，水煎服，每日 1 剂，日服 3 次。也可共同焙焦，碾成细粉，每次 6 ～ 8 克，淡盐水送服，日服 3 次。

（4）暴痢。车前子炒焦，碾成细粉，每次 6 克，米汤送服，日服 3 次。专治夏天暴痢泻下，清浊不分之症效佳，此药利水道而不动气，水道利则清浊自分，故效佳也。

（5）新旧泻痢。黑木耳适量炒焦，碾成细粉，每次 15 克，米酒送服，日服 3 次。

（6）突然水泻，日夜不止欲死（危重之意），不拘男女。用农历五月初五采集的苎麻根，焙干碾成细粉，每次 6 克，用井水送服，忌食热物，小儿服用药量减半亦可。

（7）凡痢下，一般是先白痢后赤痢，若先赤后白，则为肠蛊。公牛膝根（红牛膝）鲜品100克擂烂，加米酒300毫升浸泡一夜，每次服50毫升，日服3次。

（8）痢疾病。关门草、龙芽草、羊奶根、委陵菜（白头翁）各20克。水煎服，每日1剂，日服3次。

（9）久痢泻下。骨碎补碾为细粉，每次用10克装入猪腰子内包好煮熟，每日1次，吃肉喝汤，1次吃完，连用5～7天。

（10）泻痢有湿热，便出即泻之，但量不多，日夜数行。甜荞粉一味作饮，连服3～4次即可。甜荞可降气宽肠，故能敛肠胃，治泻痢有效也。

（11）痢病。红砂糖30克，石榴皮粉30克，陈茶叶粉30克。共同混合拌匀，每次6克，用杉树腐木长的菌子煮水送服。

（12）大痢不止。罂粟壳拌醋炒焦碾成细粉，加入蜂蜜调糊为丸如弹子（蚕豆）大，每次服1丸，姜汤送服，日服2次。

**注：**罂粟壳为毒麻药物，现已禁用，仅收录姜公在当时治疗大痢（暴痢或久痢）所用经验用药而已（整理者注）。

（13）一切泻痢。白扁豆花适量放入滚开水中焯过，猪脊肉1斤（500克），葱1握（约100克），胡椒粉适量，加豆瓣酱、盐调和作肉馅，和面包水饺或馄饨煮吃。

（14）水痢不止。黑豆50克，白术25克，共同炒焦碾成细粉，每次8克，米汤送服，日服2次。

（15）泻痢不止。五倍子100克，一半炒焦，一半未炒，共同碾成细粉，米汤调糊为丸如黄豆大，每次服30丸，红痢米酒送服，白痢井水送服，日服3次。亦可用五倍子伴米醋炒焦碾成细粉，每次6克，米汤送服，日服3次。

（16）下痢不止，诸药不效。猪牙皂放在瓦上，置火上焙焦，碾成细粉，米汤调糊为丸如黄豆大，每服30丸，陈茶叶煮水送服，日服3次，效佳。

（17）诸痢疾病。粳米一茶杯（约150克）放入镭钵内，加入冷水一茶杯擂出米浆，然后倒入瓦（砂）罐内煮开服用。

（18）痢疾病。生姜洗净切细和浓茶水浸泡后，当茶任意服用。若是热痢，用姜不去皮，若是冷痢则生姜去皮用。经验之方。

（19）下痢噤口。新鲜白萝卜擂烂取汁一盏（约150毫升），井水一盏、蜂蜜一盏，共同煨热服用，每次50毫升，日服3次。

（20）下痢噤口。糯米250克，冷水浸泡一夜，滤去水炒熟，与山药100克共碾成细粉，每天早晨用30克，加入白糖适量、胡椒粉少许，温开水调服。其味极佳，大有滋补之效，久服令人精暖（可作种子秘方之用）。

## 十四、臌胀、水肿类病症

臌胀和水肿是两个病症的概念。臌（与"鼓"同义）胀，指的是腹（肚腹）部胀大有水，肚腹皮上见青筋显露，四肢（手脚）不肿或微肿的病症（侗族民间叫作“水臌病”）；水肿，指的是体内水湿停留，面部、眼睑、四肢（手脚）、胸部、肚腹浮肿，甚至全身浮肿的一种病症（侗族民间叫作“水气病”“水病”“虚脬病”）。

症状表现：臌胀的临床表现主要是肚腹部胀大（满）如鼓，肚腹皮上看见青筋显露，胸闷气促，尿量减少、色如浓茶，进食后胀满加重，面色黄或萎黄。水肿的临床表现主要是全身浮肿或局部浮肿，如眼睑、面部、肚腹、四肢浮肿。若按压浮肿部位皮肤凹陷久之不复起，多为水肿、虚肿；若按压浮肿部位皮肤凹陷随即复起，多为气肿、实肿。

病因分析：臌胀病症的发生原因是肝胆湿热，情志郁结，饮食不节，饮酒过度，酒毒犯肝，虫积日久，损伤脾胃，气血瘀滞，水湿运化失职而引发。水肿病症的发生原因多是感受外邪，饮食失调或劳作过度，使肺肃降失调、脾失健运、肾之开合失调、膀胱气化不利，导致体内水液停留、水泛肌肤而致。

治疗方法：

1）臌胀药方

（1）臌胀。取雄猪肚1具，洗净去油脂备用，用癞喀包（癞蛤蟆）1只（杀死去头足，洗净去内脏），砂仁7粒，放入猪肚内，用线缝好，放入砂罐中加水煮熟，不放盐，早晨空腹吃猪肚，喝汤（1个猪肚可分5次吃完，癞蛤蟆肉不吃）。

（2）单腹胀满。水菖蒲、野山柰、八月瓜、灯心草、大血藤、大风消、小风消、马蹄香（蜘蛛香）、青药（白水药）、白果（银杏）、鸡矢藤各适量，焙干共碾成细粉，每次8克，温水送服（原著为“以酒送服”），日服3次。

（3）单腹胀满。黑丝瓜干品1个切细（包括皮、瓤、仁），炒焦碾成细粉，每次8克，米醋送服，日服3次。

（4）单腹胀满。山中青绿色的青蛙（有的叫“树蛙”）3只，杀死洗净去内脏，加杨柳树皮30克同煮，煮熟后吃蛙肉喝汤，胀满可消，水可利。

（5）单腹臌胀。铜锅炒苋菜籽，生姜3片，反复炒7次，然后碾成细粉，每次8克，米酒或甜酒水送服，日服3次，腹胀减轻，腹水可消。

2）水肿药方

（1）病久体虚水肿，全身虚肿，小便不利。白茅根1把（约100克），赤小豆100克，同煮至豆熟，去白茅根，吃豆、喝汤，水随小便下之。

（2）身面浮肿。黑豆150克煮胀去皮，再焙干碾成细粉，每次6克，米汤送服，日服3次。

（3）水气浮肿，小便不利。红浮萍晒干，碾成细粉吞服，每次6克，用香薷、藿香煎水送服，日服3次，肿可消退。

（4）瘀疬发肿。黑豆100克炒熟，与炙甘草6克同煎，时时饮之（当茶饮用），水肿可消。

（5）阳水暴肿，面赤烦渴，喘急难耐。葶苈子 100 克，大枣肉 50 克，共同擂烂调糊为丸如黄豆大，病重者每次服 30 丸，病轻者每次服 10 丸，米汤送服，日服 3 次。

（6）脚气浮肿，心腹胀满，小便涩少。马齿苋、车前草、葱白各 30 克（都用鲜品）煮水，然后去药渣，用药水加粳米煮稀粥食用，连吃 2 ～ 3 天，水肿消，胀满亦消。

（7）水肿胀满。苦葫芦的白瓤，去籽捻成胡豆大小，用麦面粉调糊裹好，加水煮熟后净放一夜，早晨空腹服 7 粒，午时当有出水（尿）1 升，第二天水自出不止，身大瘦乃瘥，一年中须忌食卤制食物及大咸食物。

（8）水肿腹胀，尿少难忍。1 年左右的陈葫芦瓜 1 个，放炭火中煨热，加糯米酒浸泡，取出焙干，再加酒浸泡，如此反复 3 ～ 5 次，然后烧灰存性碾成细粉。每次 6 克，甜酒送服，日服 3 次，连用 3 ～ 5 天，水下肿消。

（9）水气肿满。大蒜、田螺蛳肉、车前子各等量，水煎熬成膏状，贴敷于肚脐上，每天换药 1 次，水从小便排出，数日即愈。

（10）水肿病危急。蛇苞草（蛇莓）、车前草各 50 克，与新鲜冬瓜 200 克同煮，然后吃瓜喝汤，水肿可消。

（11）多种水气浮肿，腹满喘促难受。小冬瓜 1 个切开盖，去瓤，用赤小豆填满，将盖合上用竹签固定，再用黄泥包裹密封，放通风处阴干数日。然后用糯米糠壳燃烧煨烤冬瓜至熟，去泥将瓜切片，与赤小豆焙焦碾成细粉，用水调糊为丸如黄豆大。每次服70丸，仍用冬瓜子煎汤送服，日服3次，连续服用，以小便自利为度。

（12）水蛊腹肿。老丝瓜1个去皮切节，巴豆14粒，二药同炒至巴豆变黄，去巴豆。再用丝瓜加陈仓米炒至米焦碎，去丝瓜，将米碾成细粉，米汤调糊为丸如黄豆大。每次服50丸，温水送服，日服3次。米收胃气，巴豆遂水，丝瓜通调脉络，借其气以引水下行是矣。

（13）多种蛊病，肿满腹胀。甜瓜蒂碾成细粉，枣肉捶烂和为丸如黄豆大，每次服30丸，枣子煎汤送服，日服3次。亦猪牙皂去外皮焙至焦黄，碾成粗粉。水酒各半煎服，每次100毫升，日服3次。

（14）多种水肿，满腹喘促，不得卧。土狗崽（蝼蛄）5枚焙干，碾成细粉，每次3克，温水送服，日服3次，小便利下为度。

（15）水肿胀满。大红鲤鱼1条（约500克）剖腹除去内脏，取明矾15克放入鱼腹中，用皮纸包好，黄泥封固，放炭火中煨熟，然后去泥和纸食之，1日内吃完，水肿自消。

（16）突发水肿病。鲫鱼3条（约500克）洗净剖腹去内脏，取商陆15克，赤小豆100克填入鱼腹中，用糯米草扎紧，加水煮至鱼烂，去鱼、吃豆或饮汤汁，2日1次，不过3度，小便利水肿消，即愈之。

（17）水气浮肿。田螺蛳1个，大蒜、车前子各等分，共擂烂如膏状，直接贴敷肚脐上，每天换药1次，水从小便利下，肿即消。

（18）水气浮肿，腹中肿满水肿。白雄鸡1只，洗净去内脏切块，加入赤小豆300克，煮至烂熟，然后吃肉喝汤，日食2次，连用3～5天水肿自消。

（19）一切肚腹水肿，四肢肿胀，不论气肿、水肿、湿肿等症，服用牵牛酒即愈。又可用新鲜田螺2个，洗净擂烂，用酒烧热淬淋之，去渣服用，米汤或白稀粥送服，肿胀可消。

牵牛酒制作及服用方法：鸡屎300克，黑丑100克，白丑100克，用文火炒焦，加米酒1500毫升，小火慢煎至500毫升，澄清或滤去渣取汁服用，一次250毫升，服后少顷，腹中大气转动，肠鸣不止，即利泄下。至脚下皮肤打皱水消，如未消尽隔日再服（**注：**牵牛酒之名的来源，是一位僧人用此方治愈病人，家属为酬谢这位高僧，亲自牵牛挑酒一谢，故名“牵牛酒”）。

（20）浮肿腹满。新鲜猪肝150克切片，加入绿豆100克，陈仓米100克，一起煮稀粥服用，毒从小便利出，肿亦可消。

（21）通身水肿。苦葶苈子200克炒黄，碾成细粉，加入大枣肉搅和为丸如黄豆大，每次服用15丸，以桑白皮20克煎汤送服，日服3次。

（22）水气肺肿。续随子（千金子）50克，去壳压破去油脂，碾成细粉分为7份，每份供1人服用（每次3克，日服2次）。男人用米酒送服，妇女用荆芥15克煎水送服。然后用厚朴汤（由厚朴、白术、肉桂、桃仁、丁香组成）调理身体，百日内忌食醋和盐，不再复发。

（23）白火丹毒症，此症遍身不肿，惟头面部肿大如斗，光亮可照人，治之不速，其肿至心而死。急取新鲜甜菜（车前草）、马兰头（鱼鳅串）各500克煎水，然后倒入木桶中，令病人坐在桶上，用衣服或被子盖好，尽量少漏气，使热气熏蒸，促使其出汗，肿可消退。

## 十五、翻胃、噎膈类病症

翻胃和噎膈是两个病症，但发生病症的部位都是在胃部和食道，其发病原因有些差别，表现症状有共同点和不同点。翻胃指的是反胃、翻转之意，是由于脾胃受冷，消化功能差，进食之物得不到很好的消化而停积胃腑，引起胀气上逆。噎膈是指胃气上逆而短暂性的堵塞食道的病症，其发病原因是胃中有冷寒之邪所致，实际是胃腑功能不调，脾虚运化湿邪功能减弱引起的胃和食道病症的一个症状。

症状表现：翻胃的主要症状为吐食、恶心或进食即吐，或朝食暮吐，或脘腹胀闷不可忍即吐，或呕吐酸水。噎膈的主要症状为进食即梗于食道之中，吞之难下，梗塞闷胀，反复发作，饮水可下，进食即吐。

病因分析：翻胃的发病原因主要是脾胃功能虚冷，或命门火气虚损，伤及脾胃，不能腐熟运化水谷所致。噎膈的发病原因主要是忧思损伤脾胃，气结而生痰湿，痰气滞结胸膈，使胃气上下调节不畅。

治疗方法：

1）翻胃药方

（1）翻胃吐食，食物难以咽下，大便干结三五日不下，如此必死（病重之意）。白水牛喉管 1 条，去两头节及筋膜油脂，切片烘（晒）干备用。喉管片用火炙热，米醋淬（喷洒）之，再炙再淬，然后碾成细粉吞服，每次 3 克，空腹用陈米煮汤送服，日服 3 次。

（2）翻胃吐食，胃脘冷凉不适。多年的伏龙肝（灶心土）适量，碾成细粉吞服，每次 10 克，米汤送服，日服 3 次。

（3）翻胃吐食，怕冷。善土（白善泥）适量，放在瓦上置炭火上煅红，用米醋淬（喷洒）之，再煅再淬。待醋干后取善土 50 克，干姜 6 克，共同碾成细粉吞服，每次 6 克，温开水送服，日服 3 次。

（4）翻胃吐食，吐酸水。新鲜螺蛳数个，洗去外壳污泥，加入花椒 30 粒（打碎），置盆中加水浸泡一昼夜，让螺蛳吐出泥浆，然后去螺蛳将水倒出，取沉淀泥浆晒干碾细吞服，每次 3 克，烧酒送服，日服 2 次。

（5）翻胃哕逆（呕逆）。白面粉500克做成饼蒸熟，中间挖孔，取白矾填满，用新瓦罩住，盐泥封固，放火炉上炙烤一昼夜。取出碾成细粉，加大枣肉调和为丸如黄豆大，每次服20丸，米酒送服，日服2次。

（6）翻胃上气。生白萝卜适量切成条，加蜂蜜煮熟，细细嚼服。也可用白茅根、芦根各200克水煎服或代茶饮。

（7）翻胃羸弱。母姜（老姜）500克洗去泥，留皮一起擂烂取汁，加粳米适量煮粥食用。也可用嫩姜洗净切片，用菜油或茶油炒焦黄，细细嚼服，与老姜粥同服效更佳。

（8）翻胃呕吐不止。饴糖300克，生姜200克，共同擂烂制成药饼，文火焙干备用。每次取药饼20克，用炙甘草15克煎汤送服。服此方药利胸膈、养脾胃，噎膈可好，饮食能进。

（9）翻胃吐食。大枣2枚（去核），与斑蝥1个（去头翅）同煨熟，然后去斑蝥，用温开水送服大枣肉。

（10）翻胃吐食。石莲肉100克，肉豆蔻20克，共碾成细粉吞服，每次6克，温开水送服，日服3次。

（11）翻胃呕逆。田螺数个，放盆中加少量井水浸泡几天，使之吐出泥浆，然后取泥浆晒至半干。再取田螺肉炒焦碾成细粉，与泥浆粉调糊为丸如黄豆大，每次服30丸，用藿香、佩兰各20克煎水送服，日服2次。

（12）翻胃吐食。蚕甬10个水煎，再取此药液煮3个鸡蛋食用，每次吃一个鸡蛋，米酒送服，日服3次。

（13）翻胃吐食。用蚌蛤、鸡矢藤、鸡内金各适量，炒焦碾成细粉吞服，每次 6 克，用生姜煮水加米醋、米酒送服，日服 2 次。

（14）隔食呕吐。小风消、三月苞叶、水灯草、巴岩姜（骨碎补）、天青地白各 15 克。水煎服，每日 1 剂，日服 3 次。

2）噎膈药方

（1）噎膈久治难愈。宰杀白鹅取热血服，服后有痰液与血水吐出，吐出后噎膈可消。

（2）噎膈吃噫连声不绝。川花椒 30 克，碾成细粉，与生面粉调和为丸如黄豆大，每次服 10 丸，醋汤送服，日服 2 次。

（3）膈气噎塞，饮食不下。碓嘴（以前农村用来碓谷的工具）上的细米糠适量，加蜂蜜调糊为丸如蚕豆大，随时含口中，促进口水（津液）浸出，然后慢慢吞下即效。也可用硫黄、乳香各等分碾碎，加米酒用砂罐煮开，嘱病人用口对着罐口吸气。

（4）蓝靛治噎膈。本地新鲜蓝靛（南板蓝）根 20 克榨取汁服用。

**附：**蓝靛根治疗噎膈症的故事：据传说有一个僧人患噎膈症，饮食难下，并不停噎膈数年，痛苦不堪，临终前对其徒曰："吾死后可开吾喉，视有何物，苦吾至此死。"僧人不久病逝，其徒遂开喉胸视之，从胸中取出一物，形似鱼而有两头，安放在钵中，跳跃不已，遂投药诸味，俱见其无痛苦。另一僧人取鲜蓝靛根榨汁投入钵中，当即见该物十分恐惧，在钵中乱撞奔跑，不久便化为水，从此亦传世蓝靛根治噎膈效佳。

（5）噎膈呕吐，食入即吐，胸中刺痛。新鲜韭菜洗净，擂烂取汁服用，药汁含口中慢慢吞下，服药后呕出混稠痰涎即效。也可用孵过鸡仔的蛋壳（鸡蛋壳）碾成细粉吞服亦好。

（6）饱膈腹胀，又感饥饿。柿蒂7个，刀豆7颗，胡椒7粒。同炒焦碾成细粉吞服，每次3克，甜酒送服，日服3次。

## 十六、诸风类病症

诸风类病症，侗医的一些资料记载中有70多种，在姜彦儒老先生的《本草医方》中记录有30多种风症。在整理中由于条目较多，为了便于读者理解，特归纳为风证和中风两个病症论述。

风证有外风和内风之分。外风为风邪侵犯人体肌肤、经络、筋骨等所致；内风可为外感风邪由表入里发展而来，也可因内脏病变或功能失调引起。

中风也归纳为风类病症，中风也有外风和内风之分，外风因感受外邪（风邪）所致，内风属内伤病症，现代中风多指内伤病症的类中风。

症状表现：外风的临床表现为风邪侵犯筋骨关节，出现肌肉关节疼痛，疼痛性质为游走性，又称为“行痹”“游走风”。风邪侵犯肌肤，形成风疹、皮肤瘙痒、水泡、脱皮等症。内风的主要症状为眩晕、麻木、震颤、抽搐等。中风多因气血逆乱、脑脉痹阻或血溢于脑所致，以突然昏倒、半身偏瘫、肢体麻木、口眼歪斜、语言不清等为主要表现。

病因分析：风邪（外风）善行而数变，风邪具有病位游走不定、变幻无常、变化多而迅速的特点，故风邪侵犯肌肉关节，其疼痛性质游走不定；侵犯肌肤则皮肤瘙痒、漫无定处、此起彼伏之风疹等。内风可因外风由表入里发展而来，也可因内脏病变或功能失调而引起，如热极生风、肝阳化风、阴虚动风、血虚生风、痰阻生风等。中风的病因较多，以内因引发者居多。中风的发生归纳起来有虚（阴虚、气虚）、火（肝火、心火）、风（肝风、外风）、痰（风痰、湿痰）、气（气逆）、血（血瘀）等，情志郁怒、饮食不节、劳累过度、气候变化、血液瘀滞等都可以引起中风。

治疗方法：

1）风证药方

（1）鹅掌风癣。川花椒炒焦碾成细粉，桐油调擦患处，也可用鹅掌、鹅脚皮烧灰，茶油调敷患处。

（2）卵蛋风（睾丸瘙痒）。花椒煮水每晚熏洗患处即可。也可用甘草、黄柏、枯矾各 10 克，共碾成细粉，用猪胆汁调匀涂擦患处。

（3）风气瘙痒。薄荷、蝉蜕各等分共碾成细粉，每次 5 克，用温酒调服，日服 2 次。

（4）白癜风疾。土蒺藜300克用碓舂成细米状，每次10克，温开水送服，服至半月，白处见红即是有效，服至1个月可断根。

（5）骨髓风毒，痛痒不可运动。大麻子仁适量，放盆中加水浸泡，然后取沉底者放瓦上晒干，再慢火炒香，倒入木臼（槽）中擂至细如白粉，然后平分为10份，每次用1份。用时取家酿好酒一碗，掺入麻子仁粉煎至半碗服用。轻者4～5次见效，重者也不超出10次。

（6）风寒湿痹，四肢挛急，脚肿不能落地。用紫苏叶100克擂烂加水浸泡，然后取药汁加入粳米适量煮粥，煮熟后再加入葱、姜、花椒、豆豉调味食之。

（7）截脚风，半边脚掌痛。火砖一块烧红，然后用尿滴在砖上，起蒸气熏痛处即效。

（8）骨软风疾，腰膝疼痛，行动困难，遍身瘙痒。何首乌（大而有花纹者）、牛膝各500克，以好酒500毫升浸7昼夜，然后晒干碾成细粉，大枣肉调糊为丸如黄豆大，每次20丸空腹服，白酒送服。

（9）风湿气，节骨疼痛。马齿苋500克（干品、鲜品各250克），五加皮250克，苍术200克，同捶烂，水煎熏洗全身。病急时取葱、姜擂烂冲开水连服3碗，然后盖被捂出汗，疼痛减轻。

（10）鹤膝风，又称“猫头风”。何首乌适量煮酒服，直到不痛为止。同时用布包药渣蒸热熨敷患处。

2）中风药方

（1）中风，半身不遂，皮肤不仁。仙灵脾（淫羊藿）500克，切细放入布袋中，以好酒2500毫升浸泡密封，春夏天浸泡3日，秋冬天浸泡5日。服用时取药酒加温服，以微醉为度，酒服完再加酒浸泡，没有不效者。

（2）中风，牙关紧闭。荆芥穗粉末10克，米酒送服立即见效。

（3）中风，口眼歪斜。新鲜的笔筒草切1寸长，一头放入耳内，周围用面粉调湿密封，不能漏气，另一头用艾叶灸之。左边歪灸右耳，右边歪灸左耳。

（4）中风，百药不效。豨莶草不拘多少，九蒸九晒，碾成细粉，蜜练为丸如黄豆大，每次30丸，空腹温酒送服，日服2次。

（5）中风，口眼歪斜。蓖麻子仁擂烂成膏贴敷面颊处，左边歪贴右边，右边歪贴左边。

（6）中风，身直不能屈伸。槐树皮、黄柏皮各30克。水煎服，每日1剂，日服3次，同时用黑豆炒红泡酒服大有益处。

（7）中风，半身不遂，口眼歪斜。鲜荆芥500g，鲜薄荷250g。同擂烂取汁，放瓦罐内熬成膏状，再制成药丸如黄豆大，每次30丸，温水送服，日服2次。

（8）中风，半身不遂。桃仁250克去皮尖，好米酒1000毫升浸泡20日，然后取出晒干碾成细粉，蜜练为丸如黄豆大，每次20丸，以糟酒水（酒酿）送服。

（9）中风，口眼歪斜。活黄鳝取血，同麝香少许涂抹面部，左边歪涂右边，右边歪涂左边。

（10）中风，半身偏瘫。指甲花100g，泡酒500毫升，7日后开始服用，每次50毫升，睡前服，服10余日后可好转。

（11）中风不语。明矾15g，猪牙皂15g，共碾成细粉吞服，每次3g，生姜煎，水送服，日服2次。

## 十七、黄疸类病症

黄疸类病症是指以眼黄、皮肤黄、小便黄为特征的一组症状，一般按病之新久缓急与黄色的明暗程度分为阳黄和阴黄。按临床表现可分为阳黄、阴黄、急黄、虚黄、胆黄、五疸、谷疸、酒疸、女劳疸、黑疸、黄汗、湿热黄疸等黄疸症。姜彦儒先生在《本草医方》中有黄疸病症的条目共41条，但有重复的、当今禁用的药物条目，以及现在不适宜应用的药方，在整理研究中，做了些调整、删改或不录入。

症状表现：黄疸类病症主要是指以眼黄、面黄、皮肤发黄及小便黄为临床表现，根据病情缓急与黄色的明暗可分为阳黄和阴黄。阳黄病情较急，病程较短，黄色鲜明，可伴有胸腹胀闷、口干口苦、头身困重等症。阴黄病势较缓，病程较长，黄色晦暗或如烟熏，可伴有脘腹痞胀、纳谷减少、大便不实、乏力怕冷，或胁下包块刺痛等。

病因分析：黄疸的病因主要是感受外邪、饮食所伤（食用不洁或变质食物，饮酒过度，侗医叫作“犯酒”）、脾胃虚寒、病后续发和胆道阻塞等。阳黄一般是由湿热引起，主要是肝胆湿热、肝经湿热。阴黄主要是阳气不足引起的，一般是脾阳虚或肾阳虚，常常是由于阳黄病久以后导致阳气虚衰、阳气功能不足，继而出现寒邪或寒湿阻滞，身体黄色出现晦暗或烟熏色等。

治疗方法（没有特意区分阳黄与阴黄）：

1）女劳黄疸药方

（1）女劳黄疸，下午约3点后发热、怕冷、小腹急胀、大便稀溏、脑门（前额）发黑。滑石、石膏各等分，碾成细粉，每次6克，大麦煎汤送服，日服3次，3日后小便利即效。腹部肿满小便不利者效果不佳，属难治之症。

（2）女劳黄疸，大劳大热之后同房，又用凉水冲洗身体所致，症见发热怕冷、小肚腹胀满急痛。人头发烧灰存性，碾成细粉吞服，每次服3克，温水送服，日服3次。

（3）房劳黄疸病，身体黄而沉重困倦，眼睛发红如珠，心下结块如瘕，十死一生。治法宜急灸舌下（金津、玉液二穴）及命关穴（食窦穴）各27壮，然后用丹参、姜黄等分共碾细粉吞服，每次6克，米酒送服，日服3次。

（4）黄疸者，午后发热，此为女劳得之，其症见膀胱急胀，小腹胀满，皮肤发黄，脑门（前额）发黑，尺肤热（肘关节下至寸口部位皮肤），也称作黑疸。肚腹胀满如水，大便黑，有时泻下稀便，这是女劳所致，不是腹内有水。药用硝石、明矾各等分共碾成细粉吞服，用大麦煮粥送服，每次6克，日服3次，病从大小便排出，所排出小便色黄、大便色黑，即是排出毒便。

2）黄疸药方

（1）黄沙走疸。老丝瓜络烧灰存性，每次取10克冲阴阳水（酒）服，日服2次。

**注：**阴阳水（酒）制作方法：先准备好大碗、小碗各一个，把药物（一般都是用烧灰存性的药）放入大碗中，再用小碗倒扣在大碗上，把药物盖住，然后同时往大碗里倒入适量的热水（酒）、冷水（酒）各一半，双手拿住碗轻摇，倒出药液服用。

（2）热黄疸，身体发热，皮肤发黄，小便色黄量少。鲜萹蓄擂烂取汁，每次100毫升顿服。多年久病者，再服数次。

（3）黄疸症。燕子窝适量，田螺蛳5个共同擂烂如泥，再用秤砣烧红放入水中，取淬过秤砣的水浸泡燕子窝和田螺泥搅匀，澄清后服用药水，日服3次。

（4）黄疸病，其色如金（橘色，病情急）。六谷（薏苡仁）根鲜品100克，三月蒿（茵陈）30克，煎水顿服，也可煎水代茶饮。

（5）五种黄疸，水湿所致，身体微痛，汗出如黄连汁。白茅根一把（约 100 克）切细与猪肉 500 克一同煮熟，然后吃肉喝汤，分 3 次食完。

（6）时疾发黄，狂闷烦热，不识人。熟瓜蒌 1 枚，用井水浸泡，然后滤取药汁加蜂蜜 50 克，皮硝 3 克，1 次顿服，无效再服。

（7）黄疸病，黄汗染衣，鼻涕、口水皆黄。蔓荆子 15 克，金钱草 30 克，三月蒿（茵陈）15 克。共碾成细粉，每次 8 克，清晨以井水送服，如未效再服，小便由黄变白即效。

（8）黄疸肿满。黄珠子（栀子）15 克，夏枯草 30 克，黄荆条根 15 克，三月蒿（茵陈）20 克，算盘子根（小山楂根）15 克。水煎服，每日 1 剂，日服 3 次。

（9）黄疸肿满。取苦葫芦瓜瓤如红枣大小，用童尿浸泡片刻，捏成条状纳入病人两鼻中，嘱其深吸气，有黄水流出即效。也可用苦葫芦瓜瓤炒焦碾成细粉，每次 3 克，温开水送服，日服 3 次，连服 10 日即愈。

（10）食积黄疸。干丝瓜、莲子各适量烧灰存性，碾成细粉吞服，每次服 6 克，日服 3 次。若因面食得病者用面汤送服；因酒食得病者用温酒送服，连服数次即可治愈。

（11）湿热黄疸。螃蟹数只烧灰存性，碾成细粉，与米酒调糊为丸如黄豆大，每次服 30 丸，温开水送服，日服 3 次。

（12）黄疸如金。清明节前后凌晨（3—5 点）出门采摘生长在东方阴山坡的血桃或毛桃细枝（如筋者）切细，用井水煎煮，每天空腹服用300毫升，连服3～5天后，其黄渐退，如薄云散开，服用百日即愈。如眼中黄疸未散，可用米酒1小杯（30～50毫升）与药水同服，眼中黄疸即散去，服此方时忌食热面、狗肉及辛辣上火之物。

**注：**这是侗医采药选时辰、药物生长朝向（方位）、属象的用药特点，突出了侗医治病常用酒（甜酒或白酒）的特色。

（13）走胆，面黄、小便黄。鸡蛋3个去蛋清留蛋黄，用牙（雄）猪胆汁放入蛋内，用小火煎熟吃即好，每天1次，连服5～7日。又可用荆芥、鸡骨草适量，炒黄碾成细粉吞服，每次5克，米酒送服，日服3次。也可用龙胆草、八月桂、牡丹花根、月月红、饱饭花、牛奶根各20克。水煎服，每日1剂，日服3次。

（14）急黄喘促，胸腹胀硬，欲得水吃。甜瓜蒂、赤小豆适量，共碾成细粉，每次6克，酸汤水送服，服药后呕吐症状减轻，如不呕吐，再服1次。也可用甜瓜蒂末少许吹入鼻中，病轻者半日，病重者1日，鼻中流出黄水即效。

（15）黄疸初起，目黄皮肤黄。杨柳枝20克，赤小豆15克，酸汤杆（虎杖）20克，蒲公英30克。水煎服，每日1剂，日服3次。

（16）黄疸肿胀，气促结尿（小便排泄不畅）。四轮草（茜草）30克，大血藤20克，大风消10克，白茅根30克，十大功劳15克。水煎服，每日1剂，日服3次。

（17）一切黄肿，气促、大便干结。紫金香、槟榔、羊屎草、大风消、小风消、四轮草（茜草）、大血藤、朱砂莲各等分，共碾成细粉，与酒酿（酒糟）调和为丸如黄豆大，每次服30丸，日服3次。

（18）黄疸急救方。鸡蛋1枚连壳烧灰存性，碾成细粉，每天早上空腹吞服，用醋温热送服，鼻中有虫出为有效，体极黄者不过2～3服神效。

3）酒疸药方

（1）酒积黄疸，面黄、腹胀难受。腊猪头肉50克切细如泥，与甘遂末3克调和为丸如红枣大，用火煨熟食之，每次1丸，米酒送服，食后当利下为宜，黄疸则退。

（2）酒毒黄疸。大田螺10个，水浸数日去泥，取出洗净擂烂，放入酒内浸泡1天，去渣取酒服用，每次50毫升，日服3次。

（3）酒黑疸危急。鲜瓜蒌根500克擂烂取汁180～200毫升顿服，随即泻下，小便排出黄水，黄黑疸可退，如不消散，再服。

## 十八、伤寒类病症

伤寒类病症主要指人体感受外邪（包括寒邪、湿温等）而引起的外感热病（包括温病）。当正气不敌邪气，或邪气过于强盛就会发病。

症状表现：主要有高热、头痛、肚腹痛、纳差、畏寒、乏力、四肢厥冷等症状。

病因分析：人体在感受寒邪后，湿温病邪再从口鼻进入，在脾胃内蕴热，使脾胃受损，运化失常，湿邪停聚，阻遏气机引起高热、腹痛、不欲饮食等症状。

治疗方法：

（1）伤寒阳毒，狂言妄语。老鼠杉（铁杉）内皮100克，龙胆草50克，焙干共碾成细粉吞服，每次服5克，磨刀水调服，小儿量减半。

（2）初感伤寒，头痛怕冷。水7碗放盆中，用小铁锅烧红投入水中，把锅取出再次烧红再投，如此7次，名“百沸汤”，趁热饮一大杯，再以衣被蒙头睡觉，汗出即好。

（3）伤寒头痛，肚热胸中烦闷。乌梅14个，食盐500克，水煮趁热服，服后以呕吐为度，吐后避风，头痛可缓解。

（4）阴毒伤寒，四肢逆冷。米辣子（吴茱萸）200克加酒拌匀，分作两分用布包好，用蒸锅蒸热交替熨足心。

（5）阴毒伤寒危重。黑豆50克炒干投入200毫升的酒中，趁热饮下，每次服用剂量根据酒量而定，饮吐则再饮，以汗出为度。

（6）伤寒头痛如裂。连须葱白100克，生姜50克。水煎温服，每日1剂，日服3次，痛可减轻，连服2～3日即可。

（7）伤寒腹痛，阴囊肿胀。葱白50克捣烂取汁，兑米酒半杯服，日服 2 次。

（8）四时伤寒湿邪伤正之气。香薷适量碾成细粉，每次 9 克，米酒调服，服后取出汗为度。

（9）伤寒脱阳，小便不通。小茴香碾成细粉，姜汁调敷肚脐上，同时用茴香粉兑入益元散（由滑石、甘草、朱砂组成）中，温水送服，服 1 ～ 2 次即可见效。

（10）伤寒发狂，翻墙上屋。生石膏 10 克，黄连 5 克碾细粉，甘草煎水调服，冷服，此方名“鹊石散”。

（11）阴毒伤寒，腹痛欲死（病情严重）。乌药子（乌药的果实）100 克炒黑，再加水煮开 3 ～ 5 次，服 1 大碗，取汗出即回阳，病情减轻。

（12）伤寒初起，不论阴阳。皂荚（猪牙皂）适量烧焦碾成细粉，每次 9 克，温水冲服，每日 2 次。阴病效更好。

（13）伤寒发狂，烦躁热极欲吐。生吞鸡蛋 1 个即效。

（14）伤寒后，口干咽痛，身困乏力。大枣 20 枚（去核），乌梅 10 个（去核），共捣烂加蜂蜜适量调和为丸如杏仁大，每次含 1 丸于口中，用口水浸软，慢慢吞下，疗效甚好。

（15）伤寒无汗。白芥子研成细粉，水调成糊状填肚脐上，再用热物隔衣熨肚脐，以出汗为度。

（16）伤寒热毒结胸，按之极痛，喘促烦躁狂乱。蚯蚓（地龙）4 条洗净，捣烂如泥，加入生姜汁、薄荷汁少许，蜂蜜 1 匙，用井水调服。若热甚者，再加冰片少许揉按心口片刻，自然汗出，症状可解。

## 十九、发热类病症

发热是指体温升高超过正常范围，也有病人自觉感到发热而体温测量正常者。发热可分为外感发热与内伤发热，外感发热主要是感受风热、风寒之邪引起；内伤发热以脏腑功能失调，气血阴阳亏虚等原因引起的发热。

症状表现：外感发热起病较急而病程较短，呈持续性，多为高热，发热初期多有恶寒，常伴有头身疼痛、鼻塞、流涕、咳嗽等症状。内伤发热起病较缓而病程较长，呈间歇性，多为低热，或病人自觉发热而体温不高，或五心烦热，多伴有头晕、乏力、自汗、盗汗等症。

病因分析：外感发热主要由于身体感受六淫邪气皆可引起发热，主要是感受风热和风寒邪气，人体感受外邪，人体机能发生反应与外邪作斗争所引起。内伤发热以身体内伤为病因，脏腑功能失调，气血水湿郁遏或气血亏虚等引起，可见肝郁发热、瘀血发热、气虚发热、血虚发热、阴虚发热、阳虚发热等。

治疗方法：

1）外感发热药方

（1）外感风寒，全身高热。火砖一块，用烧纸（草纸）7层包裹，用桐油涂遍全身，再用砖全身擦拭，即可退凉。

（2）外感风热，骨节疼痛，身体寒冷如冰。生石膏 9 克碾细，与面粉 20 克水调为丸，置火中煅红，待冷却后，用温酒化服，然后盖被发汗，连服 3 日，即可除根。

（3）肺热，高热气喘。生白茅根 1 握（约 100 克）煎水，趁温顿服，轻者 1 次见效，重者 3 次见效，此方名叫“如神汤”。

（4）时行热毒，心神烦躁。蓝靛 6 克与井泉水调服，日服 3 次。

（5）发热头痛。大瓜蒌 1 枚取瓤切细，放入瓷缸中，加入开水一大碗浸泡，用盖子盖好，一刻钟后去药渣服之即好。

（6）热病发狂，奔走似癫，如见鬼神。人中黄放入瓦罐中，用黄泥密封，置火中煅烧半日，再放地上冷却去火毒，取出碾成细粉，每次 9 克，井水调服，发热不退，再服 1 次。也可先于土中挖一坑，瓦罐放入坑中，在罐中放入人中黄，再加入井水搅匀，等井水慢慢澄清，再取井水慢慢饮之，谓之“地情”。

（7）外感发热。胡椒、生姜、陈茶叶、四季葱各 15 克，加蜂蜜适量。水煎服，每日 1 剂，日服 3 次。

（8）时气温病发热，初得头痛。小葱半斤擂烂取汁顿服，不效再服一次即好。

2）内伤发热药方

（1）一切骨蒸热痨。当归 15 克，川芎 10 克，白芍 10 克，熟地黄 10 克，柳树根 20 克（酒炒）。水煎服，每日 1 剂，日服 3 次。

（2）发热口渴，烦躁。小米500克用水浸泡一夜，滤出与葛根粉200克拌匀蒸熟吃。

（3）积热消渴。冬瓜去皮蒸熟吃，每次吃2～3两，吃5～7次即好。

（4）骨蒸痨病，外寒内热，其根在五脏六腑之中，患病后形体消瘦、饮食无味，或皮糙无光。寒水石碾成细粉，每次3克，凉水送服，日服2次，以自觉身凉为度。

（5）骨蒸烦热。先取甘草2～3两碾成细粉备用。用带子青蒿5斤（2500克）切细，加开水5斤（2500克）大火熬至减半，然后去药渣，加入猪苦胆1枚再熬成膏状，最后与甘草粉调糊为丸如黄豆大，每次服20～30丸，空腹稀粥送服。

（6）骨蒸劳伤。猪脊髓1条，猪苦胆1枚，牡丹皮15克，柴胡5克，前胡5克，黄连5克，韭菜梗7根。水煎服，每日1剂，日服3次。

（7）骨蒸痨热，其热如炼。地骨皮100克，柴胡50克，牡丹皮150克，烘干共碾成细粉吞服，每次6克，春麦冬汤送服，日服3次。

（8）风热肺燥，令人烦渴。让病人吃梨（白梨、水梨，以汁水较多之梨为佳），每天一个，如无鲜品，用干梨泡热水去渣喝水即可（**注：**梨有润肺凉心，降火祛毒之功。令人火病，十之八九，梨可益之而平安）。

# 二十、霍乱类病症

霍乱类病症是指感时行疫疠之邪而引起的发热、呕吐、腹泻、腹痛剧烈为主的病症，姜公在《本草医方》中对霍乱的记录有40多条，有的症状与用药有重复和比较相近，有的用药不适宜现在使用，如古厕木、包脚布、黄牛屎等，我们在整理时有所删减。

症状表现：多发于夏秋之季，起病急骤，来势凶猛，以发热、上吐、下泻、腹痛剧烈为主要表现，大多有暴饮暴食及饮食不洁史。

病因分析：多由饮食不当而感时行疫疠之邪引起发病，损伤脾胃，再加上秽浊疫毒之气扰乱胃肠引起上吐、下泻。如气机逆乱，开合失司，阳气内郁，而见汗多肢冷，是为寒症；如出现身热、烦躁、小便黄是为热症；气机壅塞，上下不通，则呕吐剧烈，泄泻频繁；吐泻伤津，筋脉失养，可见转筋挛缩、四肢抽搐；亦可表现为胸腹胀满吐之不出、泻之不下，为干霍乱。

治疗方法：

（1）霍乱吐泻。勿食热物，叫病人饮冷水一盆（一大碗），再用冷水一盆泡双脚，吐泻立止。

（2）霍乱吐泻。锅底灰5克，灶心土5克，百沸汤（开很久的水）1杯，放入碗中急搅数在下，1次吞下，连服3次吐泻即止。

（3）霍乱，上不吐、下不泻、出冷汗。食盐一大匙放锅内炒至黄色，用井泉水一大杯（100毫升）调匀，1次服下，不久吐出即愈。

（4）霍乱腹痛。食盐炒热布包熨敷肚腹，腹痛稍解再熨敷背部。

（5）霍乱，转筋气绝欲死（病情严重），腹尚有暖气。食盐填满肚脐，再用艾柱灸7壮，灸完即好转。

（6）霍乱，肚腹胀满吐之不出。生紫苏叶擂烂取汁服下，吐出即好。

（7）霍乱，呕吐不止。艾叶一大把（约200克）水煎取药液一大碗（300毫升），一次性顿服，呕吐即止。又可用生莲藕适量捣烂取汁100毫升，一次性顿服。

（8）霍乱，肚腹胀痛。芦根30克，橘皮30克，生姜30克。水煎服，每日1剂，日服3次。也可用黑豆碾取豆汁服。又可用蔓青子（蔓荆子）100克。水煎服，每日1剂，日服3次。

（9）霍乱，上吐下泻，烦渴欲死（病情严重）。粳米20克碾成细粉，用水一小杯调匀，再与竹沥水同服，日服3次。

（10）霍乱，呕吐泻痢。黄豆碾成粉与白糖各一半混合，用井水调服即好，日服3次。

（11）霍乱，胸口烦闷、坐卧不安。葱白1握（约100克），大枣 20 枚，水煎服，分 2 次服。

（12）霍乱胀满，吐之不出，名干霍乱。小蒜100克，水煮，分 2 次顿服。

（13）霍乱，转筋入腹绝。小蒜与盐各适量擂烂敷肚脐中，再用艾柱灸 7 壮，立即好转。又可用大蒜适量擂烂涂足心即可。

（14）霍乱，转筋入腹疼痛欲死。生姜 90 克擂烂，加酒煮开，分 2 次顿服，再用生姜擂烂贴敷腹部疼痛处。又可用生姜 200 克，加水煮开分 2 次服下，疼痛即减轻。

（15）霍乱，腹痛转筋。木瓜 25 克，桑叶 3 片，大枣 1 枚。水煎服，每日 1 剂，日服 3 次。

（16）霍乱呕吐不止。米辣子（吴茱萸）15 克，干姜 20 克，用酒炒后，再用水煎服，每日 1 剂，日服 3 次。

（17）干霍乱，须吐出方好。樟木屑适量水煎成浓汁顿服，服药后吐出即好。

（18）干霍乱病，肚腹胀满，胸闷烦躁。人头发一团烧灰存性，一次用 3 克与盐水 100 毫升调服，取吐为度。

（19）霍乱，转筋入腹，烦闷难受。桑叶 1 握（约 30 克）煎水服下，3 服后即好转。

## 二十一、诸痰类病症

诸痰类病症较多，中医有“痰为百病之首”之说，侗医把痰归为“水怪”论治，认为因痰邪引起的病症很多，如头昏、头痛、咳嗽、齁喘（痰喘）、九子羊（颈部淋巴结核）、包块肿痛、痰饮水肿、胸满水湿等多达十数种之多。所以把痰看为“水怪”就是因为痰毒之水到处可浸、可犯，只要流到之处都可为害，犹如怪物。

症状表现：诸痰类病症因发生的部位不同，症状表现亦有差别，如痰喘症多由痰浊瘀阻于肺，发病时见呼吸急促、喘息有声、咳嗽痰黏腻不易咯出；痰火头痛，症见头痛脑鸣、胸闷心烦易发脾气、面红眼赤、呕吐痰涎等；痰核生包块，如九子羊（颈部淋巴结核）、烂颈包、瘿瘤、瘰疬等。

病因分析：痰邪致病的原因虽然较多，但集中所致痰症，都离不开脾和肺两脏，因为脾为生痰之源，肺为贮痰之器。痰是人体水液代谢出现故障的产物，湿邪困脾、饮食伤脾都可以损伤脾的转运功能而形成痰毒，继而痰毒阻于肺，影响肺的排痰功能。肺脏有调节气的出入和升降的功能，当邪气侵袭肺脏时易导致肺内津液凝聚成痰，痰不能及时排出而流于身体各处，就会引起各种因痰而致的病症。

治疗方法：

（1）中风痰厥，四肢厥冷，神昏气闭。老姜 30 克，猪牙皂 15 克，共碾成细粉，每次服 3 克，温水送服，不效又服，以吐出痰涎为度。

（2）胸中痰癖，头痛不欲食。白矾 50 克，用 2 碗水煎至 1

碗水，加蜂蜜少许1次顿服，然后吐出痰涎，再服温水以暖胃。

（3）热痰、顽痰。生白矾100克，细茶叶25克，文火熬成膏状，加蜂蜜适量炼成丸子如黄豆大，小儿每次服10丸，老人每次服50丸，用茶水送服，久服痰从大便排出，病可痊愈。

（4）咳嗽痰多。治予化痰止嗽，明矾100克碾细末，加醋和蜂蜜适量调糊为丸如黄豆大，每次睡前服20丸，茶水送服。又可用明矾100克（一半生用，一半煅过），再与炒栀子100克共碾成细末，用姜汁调糊为丸如黄豆大，每次睡前服20～30丸，茶水送服。

（5）肺阴虚有痰不可用燥药。天冬500克（去心捣烂），五味子200克碾成细粉，二药混匀加蜂蜜炼为丸如黄豆大，每次服20丸，茶水送服，每日3次。

（6）寒痰齁喘。鲜鹅不食草（球子草）捣烂取汁，每次20毫升，用白酒兑服，服下喘即止。

（7）风痰咳喘。萝卜子（莱菔子）研细末，每次服9克，温水调服，连服数次，服药后良久吐出痰涎即可。吐后可服用“和气散”调理善后（**注：**和气散由陈皮、桔梗、厚朴、小茴香、益智仁、藿香、砂仁、苍术、甘草、丁香、木香等药物组成）。

（8）痰积扯齁（哮喘）。算盘子根、龙芽草各30克。水煎服，每日1剂，日服3次。又可用野葡萄、白地天黄、天青地白、一口血、山荞子各20克。水煎服，每日1剂，日服3次。

（9）痰气喘息。鲜薯蓣（山药）捣烂取汁半碗约50毫升，与甘蔗汁50毫升调匀，加温一次服下，喘息立止。

（10）治火风热痰。老茄子不拘多少，放入新木盆中封好，埋入土中一年，一年后茄子尽化为水取出，与苦瓜粉调糊为丸如黄豆大，每次服30丸，睡前用米酒送服，效果甚好。

（11）一切风痰。每次用僵蚕7个碾成细粉，用生姜汁调服，日服2次，连服数日有效。

（12）胸中痰结。皂荚（猪牙皂）30个去皮切碎，用水浸泡1夜，再用文火慢熬成膏状，揉搓为丸如黄豆大，饭后用淡盐汤送服10丸，日服2次。

（13）一切风疾涎痰结于胸膈间，心腹疼痛，日夜不止，或干呕哕逆。蚌蛤200克，巴豆7粒同炒焦，然后去巴豆，蚌蛤碾成细粉，用醋调糊为丸如黄豆大，每次服20丸，姜汁兑酒送服。男子脐腹痛用小茴香煎水送服，妇女月家痛（痛经）用童便兑酒送服。

（14）痰结胸中不散。密陀僧50克放瓦盏内加醋放火上烧，把醋煎干，然后碾成细粉，每次服6克，温酒调服，当吐出痰涎为佳。

（15）风痰、虚痰在胸膈，使人癫狂。竹沥频服痰涎化去，人复正常。痰在经络、四肢或皮里膜外，竹沥亦能到达化之（竹沥即用竹茎秆用火烤沥出的黑色黏稠汁液）。

## 二十二、咳嗽类病症

咳嗽是一种常见的呼吸道症状，咳嗽的主要病变部位是肺，为肺失宣肃、肺气上逆所致，咳嗽可分为外感咳嗽和内伤咳嗽。

症状表现：外感咳嗽分为风寒咳嗽、风热咳嗽、风燥咳嗽，临床表现有①风寒咳嗽。咳嗽声重，痰白清稀，常伴有鼻塞、打喷嚏、流清鼻涕等。②风热咳嗽。咳声不爽，痰黄稠。常伴有口渴咽痛、发热、流黄浊脓鼻涕等。③风燥咳嗽。干咳无痰或痰少不易咳出，常伴有咽痒、口鼻干燥、大便干结等。内伤咳嗽临床表现为反复咳嗽、咳痰，病程较长，也可由外感而诱发。有早晨起来咳嗽，阵发加剧；或午后、黄昏咳嗽加重者；或夜间咳嗽剧烈、气喘者；有慢性咳饮，只要进食肥甘之物即加重者；有情志抑郁加重者。

病因分析：外感咳嗽中风寒咳嗽是由于气温降低，人体抵抗能力不足，风寒邪气侵犯机体所致；外感风热邪气，或过食辛辣厚味，导致胃肠积热，内热上传于肺，加上外感风邪，引起风热咳嗽；由于感受风燥邪气，或风热化燥伤阳，肺津被灼，引起风燥咳嗽。内伤咳嗽是由于脏腑功能失调引起。有饮食不节损伤脾胃导致脾失运化，水湿内停聚而成痰，痰湿上行于肺引起；也可由于情志伤及肝脾，肝失疏泄脾失运化，导致痰湿蕴结，上浸于肺引起；还有长期劳倦，气血不足，损伤脾肺，肺气不足，运化失司，肺失宣肃引起。

治疗方法（整理时没有特意区分内伤咳嗽与外感咳嗽）：

（1）老少暴咳。陈石灰50克，蚌蛤粉20克，加水制成药饼蒸透，再焙干碾成细粉，蜂蜜调制为丸如黄豆大，每次服30丸，小儿每次服10丸，韭菜煎水送服，日服3次。

（2）咳嗽日久，渐成痨病。贯众100克与鲜鲤鱼1条（约500克）一起煮熟，然后吃鱼喝汤，每天1条鱼，分2次吃完，连用5～7天。

（3）咳嗽伤肺，心胸烦满。芦苇茎100克，紫菀15克。水煎服，每日1剂，日服3次。

（4）肺痈咳嗽，心胸烦满。桃仁50粒，薏苡仁200克。慢火煎浓汁顿服，服药后吐出脓血即愈。

（5）咳嗽气喘，年久不愈。蓖麻叶、经霜桑叶、罂粟壳各50克（罂粟壳现在禁止使用，可用枇杷叶100克代替），共炒焦碾成细粉，蜂蜜调制为丸如黄豆大，每次30丸，温开水送服，日服3次。

（6）咳嗽痰多，日久不愈。用熟瓜蒌10个，明矾100克，同擂烂制成药饼阴干，再碾成细粉，蜂蜜调制为丸如黄豆大，每次服50～60丸，生姜煎水送服，日服3次。

（7）咳嗽长期不止。先取浓茶1杯，蜂蜜2杯放入碗内，再用熟瓜蒌1个（去皮、去子）放入茶蜜汤内，把碗放于饭上蒸，等饭熟时一起吃下，连用几次咳嗽即止。

（8）肺痿咳嗽，咳吐泡沫痰，心中烦躁而不渴。鲜天门冬捣烂取汁 200 毫升，蜂蜜 200 克，紫菀 50 克，用铜器熬成膏状，再制成丸子如黄豆大，每次服 10 丸，温开水送服，日服 3 次。

（9）咳嗽上气，胸闷气喘。荞麦粉 100 克，茶叶末 6 克，蜂蜜 20 毫升，加水一碗搅匀，1 次服下，不久即愈。

（10）咳嗽多年，自汗。罂粟壳（现在禁止使用，可用枇杷叶代替）100 克，醋炒乌梅 50 克，共碾成细粉吞服，每次服 10 克，睡前温开水送服。

（11）肺疾咳嗽。莱菔子 250 克，用水淘洗干净，焙干碾成细粉，蜂蜜调制为丸如芡实大，每次 10 丸，温开水送服，日服 3 次。

（12）肺脏壅热烦闷，咳嗽。新百合 200 克，用蜂蜜调匀蒸熟，随时含一片于口内，与口水一齐吞下。

（13）化痰止咳。丝瓜络烧灰存性，碾成细粉与大枣肉调和为丸如红枣大，每次服 1 丸，温酒化开服下，日服 3 次。

（14）肺气喘急，咳嗽日久。杏仁（去皮尖）适量，用甜酒浸泡，1 天换 1 次，浸泡满 7 天取出焙干，碾成细粉吞服，每次 6 克，用薄荷叶加蜂蜜少许煎水送服，忌食腥辣食物。

（15）虚劳久咳不止。猪肺 1 具洗净备用，用蜂蜜 20 克，白砂糖 20 克灌入猪肺内，放入砂罐中煮至熟透，吃肺喝汤，早晚各吃 1 次。

（16）咳嗽，痰中带血。柿子放饭上蒸熟，每次用 1 个柿子剥开掺入青黛 3 克，睡前用薄荷 30 克煎水送服。

（17）老人喘咳，气促不得卧。核桃肉、杏仁（去皮尖）、生姜各 50 克，共同擂烂加蜂蜜调和为丸如红枣大，临睡前嚼服 1 丸，用生姜 50 克煎水送服。

（18）咳嗽吐血。桑白皮 500 克，用淘米水浸泡 3 昼夜，取出去除黄皮，切细焙干，碾成细粉吞服，每次 5 克，米汤送服，日服 3 次。

（19）哮喘急咳。银杏（白果）7 颗，麻黄 10 克，炙甘草 10 克。水煎服，1 天 1 剂，临睡前顿服。又可用银杏（白果）1 颗，放入艾绒内，再用湿纸包裹，放火内煨熟，然后去艾吃白果，1 天 1 次，连用 7 次。

（20）小儿咳嗽，百药不效。生长朝南方向的桑枝 1 把（约 50 克），切成小段放锅内，用 5 碗水煎至 1 碗水服，连服 1 个月即愈。

（21）咳嗽日久，喘促胸闷不舒。鸡子软白皮（凤凰衣）20 克，炙麻黄 10 克，共碾成细粉吞服，每次 3 克，日服 2 次。

（22）久咳不止，怕冷，腰膝酸软。猪腰子（猪肾）2 个，洗净去除内筋膜，加干姜 100 克，猴姜（骨碎补）20 克，小火煮熟，然后吃肉喝汤，连用 3 ～ 5 天即好。

## 二十三、失血类病症

失血类病症是指血液不在血脉中流动，或上溢于口鼻，或下泄于前后二阴（尿道、肛门）等一类出血性病症。凡以出血为主要临床表现的内科病症，均属此类范围，如咳血、吐血、鼻血、便血、尿血及皮肤出血等。

症状表现：各种原因引起火热熏灼或气血不摄，致使血液不循常道，主要有鼻衄（鼻出血）、齿衄（齿龈出血）、咳血、吐血、便血、尿血、皮肤出血等。

病因分析：引起出血的原因有很多，主要有①感受外邪。由于风、热、燥、火等外来邪气侵犯身体，损伤脉络。②情志过激。肝气郁结化火，肝火上炎，损伤肺络，而引起咳血，如肝火犯胃，损伤胃络。③饮食不节、饮酒过度，或过食辛辣厚味，导致滋生湿热，热伤脉络，向上引起吐血，向下则引起便血。④过度劳累，劳伤心脾；房劳伤肾，肾气不足，脾肾气虚，气不摄血。

治疗方法：

（1）吐血不止。石榴树根下蚯蚓（地龙）适量，洗净泥土，焙干碾成细粉吞服，每次 5 克，井泉水调服，连服数次血可止。

（2）吐血、便血，胸腹痛。灶心土、锅底灰各等分，水煮开后放凉澄清，每次 100 毫升，空腹饮下，再吃白米粥补之，每天2次。

（3）痨病吐血。小血藤、刺苔（乌泡）根、救兵粮根、九龙盘、藕节炭、饱饭花各20克，水酒各半煎服，每日1剂，日服3次。

（4）吐血不止。上好白瓷器碾成极细粉吞服，每次服6克，用猪牙皂煎水送服，连服3次即可止血。也可用金墨磨汁，与萝卜汁同服，血即止。

（5）吐血、咯血。锅底灰研极细末，每次6克，用井泉水调服，连服3次。

（6）酒食过度损伤脾肺，口鼻出血。锅底灰25克，槐花100克，共碾细粉，每次服10克，白茅根水煎送服，日服3次。

（7）吐血、衄血（鼻出血）。新产棉花烧灰存性，与面粉等量拌匀，加温水调糊为丸如黄豆大，每次服20丸，白酒送服，日服3次。

（8）口鼻出血如泉涌，因酒色太过。荆芥烧灰存性，碾成细粉吞服，每次服10克，陈皮煎水送服，连服2次血止。

（9）吐血不止。全瓜蒌1个，用黄泥包裹放炭火中煅烧，烧致瓜蒌呈炭状，然后去除黄泥，碾成细粉吞服，每次15克，糯米汤送服，连服2次有效。又可用白茅根不拘多少，水煎频服，不再吐血停服。

（10）胃热吐血不止。鲜葛根擂烂取汁顿服，血立止。又可取干姜适量，焙焦碾成细粉，每次5克，用童尿调服，日服

3次。

（11）男女吐血、衄血、呕血、咯血、下血。箬叶（粽子叶）烧灰存性，碾成细粉，每次5克，用温水调服，日服3次。

（12）各种出血症。紫苏叶不拘多少水煮开后，去药渣，再文火慢慢熬成膏状，与赤小豆粉调和为丸如黄豆大，每次服30～50丸，米汤送服，日服2次。

（13）肺损伤吐血。九节菖蒲碾成细粉，与面粉等分拌匀，每次服15克，用井泉水调服，每日1次。

（14）肺痿咳出脓血。薏苡仁500克捣碎，加水1800毫升熬至600毫升，每次取200毫升加酒少许服，日服3次。

（15）九窍出血，服药不止。瞿麦茎叶1把（约30克），山栀子30颗，生姜1块（约10克），甘草15克，灯心草1小把（约5克），大枣5枚。水煎服，每日1剂，日服3次。

（16）吐血、衄血（鼻出血）、便血。红山茶花、槐花各30克，水煎，同时加入藕汁30毫升，姜汁30毫升同煎，服时兑入酒少许，1日1剂，日服3次。

（17）吐血、咯血。棉絮适量焙干碾成细粉吞服，每次服5克，米汤送服，日服3次。

（18）尿血。人头发烧灰存性，研细末，每次服3克，白茅根、车前草煎水送服，日服3次。

## 二十四、疟疾类病症

疟疾（俗称“打摆子”）是指由于感受疟邪引起的，以恶寒壮热，发有定时，多发于夏秋季为特征的一种传染性疾病。

症状表现：疟疾以寒战高热、头痛、汗出，发作定时，且多发生于夏秋之季为特点。发作过程是首先恶寒发冷、面色苍白、肢体厥冷，虽盖厚衣被还觉得冷；继而发热，体如火烤、面色潮红、头痛如裂、口渴多饮，虽近冰水而不觉得凉；最后，全身大汗，体温降至正常，人即轻松如常。整个过程通常持续5～8个小时，有1日1发、2日1发、3日1发者。

病因分析：疟疾是人体感受疟邪之后，疟邪与人体卫气相集，邪气与正气相争，引起疟疾症状发作，阴实阳虚则恶寒、发抖；阳盛阴虚则壮热、头痛、口渴。疟邪与卫气相离，热退身凉，发作停止，当疟邪再次与卫气相集，而正邪再次相争，则再一次引起寒热发作。

治疗方法：

（1）疟疾突然发作，说胡话，全身颤抖（俗称“闷头摆子”)。小马蹄香15克，土荆芥10克，马鞭草10克，生姜10克，葱白15克。水煎服，每日1剂，日服3次。

（2）恶性疟疾、间日疟或三日疟。用洋姜根、小常山、金寄奴、生姜各10克，土地骨皮12克，大枣3枚。水煎服，每日 1 剂，日服 3 次。

（3）久疟不止，反复发作，体虚。平地木 15 克，生姜 15 克，地骨皮 6 克，金背茶 20 克，阳雀花根 20 克。水煎服，每日 1 剂，日服 3 次。

（4）疟疾，全身肌肤寒冷。毛一支箭、臭牡丹根、鸡矢藤、凤凰壳各 12 克。水煎服，每日 1 剂，日服 3 次。

（5）疟疾发作。苍耳子 15 克捣碎水煎浓汁，然后去药渣，将鸡蛋 3 个打入药液中，煮至鸡蛋溏心，吃蛋喝汤，每日 1 次，连用数日。

（6）控制疟疾发作。青蒿 20 克，常山 10 克，甘草 10 克。水煎，于发作前 2 小时服，连服 3 日，疟疾不再发。

（7）疟疾发作，恶寒高热。马兰 30 克，白糖 20 克，放入杯中，加开水冲泡，于发作前半小时服用，连服 3 日。

（8）疟疾反复发作。半边莲 30 克，鸡蛋 2 个，同煮至蛋熟，剥去蛋壳，在疟疾发作前 2 小时吃蛋喝汤，连服 3 日。

（9）小儿疟疾。鸡内金烧灰存性，碾成细粉，每次 3 克，用乳汁调服，男童用雌鸡内金，女童用雄鸡内金。

## 二十五、中毒类病症

中毒类病症是指由各种药物中毒、饮食中毒、虫蛇咬中毒等引起。姜公在《本草医方》中记录了侗族民间和其本人急救解毒药方，虽然条目较多，但重复杂乱，在整理时多有删减。

治疗方法：

（1）中砒霜毒。多饮新汲水（当日取的井水），得吐即效。又可用生白扁豆研碎取汁服下。又可饮醋得吐即好，不可饮水。又可桐油灌之，吐即解毒。

（2）解中酒毒。鲜白茅根榨取汁频服（一次服药量较少，一天内多次服用）。

（3）中牛、马、狗肉毒，心下坚痞或腹胀、口干、发热、妄语。芦根煮浓汁频服（一次服药量较少，一天内多次服用）。

（4）解蛇花鱼毒。一时仓促无药时，急取麻油多灌之，取吐，毒即出。此法又可解砒霜毒。

（5）蛇毒入菜、果中，食之令人得病。黑豆擂烂，用白酒浸泡，再绞取汁服，每次服200毫升。

（6）蛇咬肿毒。细辛5克，雄黄5克，麝香0.2克共碾细粉末吞服，同时用金凤仙花根擂烂敷肿处解毒消肿。又可用一支箭、车前草、八角莲、老鸦酸各等分（都用鲜品），共同擂烂敷患处。又可用蜈蚣草、铁线草、水胡椒、半边莲各等分（用鲜品），共同擂烂取汁服。

（7）中六畜肉毒。赤小豆适量烧灰存性，碾成细粉吞服，温水送服，每次6克，每日3次。

（8）中牛马肉毒。淡豆豉用水浸泡后取汁，再与人乳混合频服（一次服药量较少，一天内多次服用）即效，此法并可以治蛤蟆毒。

（9）中饮食毒。雄黄、青黛等分，共碾成细粉，每次 5 克，井泉水送服，日服 2 次。

（10）诸药中毒，发狂烦闷，吐下欲死。鲜葛根煮汁频服。如中鸩毒、中野菌毒，急取金银花叶口嚼涂敷胸口（膻中穴）处。

（11）中烧酒毒欲死者（昏迷）。豆腐切片蒸热遍身贴满，冷了又换，直到苏醒后停止。

（12）染山岚瘴气。生姜 7 片，大蒜 7 瓣，一次吃下，不久腹中肠鸣大便泻下或吐出血色痰涎，瘴气即解。

（13）百种毒气。鲜桑白皮擂烂取汁 100 毫升服下，片刻毒自吐出或下利排出。

（14）虫毒、药箭毒、野菌毒及诸热毒、口鼻出血。人中黄焙干烧灰，水调顿服，然后盖衣被取出汗即好。

# 第5章 外伤类病症

## 一、腰痛类病症

各种腰腿疼痛类病症，在姜彦儒先生《本草医方》中记录有20多种病症和方药，但有重复和超出腰痛类范围的方药，我们在整理研究时，将其归纳为湿气腰痛症、肾虚腰痛症和气血瘀阻腰痛症进行论述。

### 1. 湿气腰痛病症

湿气腰痛在侗族民间有“腰痛风”“痛风气”（有冷痛风、热痛风之分）之称，所谓“风”是疼痛时腰部感觉有吹风行走之状，而且与气候变化有关联。

症状表现：多见腰部冷痛沉重，牵拉背部胁肋部位，阴雨寒冷天疼痛加重。若见腰部、髋部两侧疼痛，痛处有热感，遇热疼痛加重，伴有小便黄，为湿热腰痛。

病因分析：多由于湿邪冷气、湿痰流注肾经所致；湿热之邪阻滞腰部经（筋）脉引起腰髋部疼痛。疼痛如见游走吹风症状，是因挟有风邪。

治疗方法：

（1）湿气腰痛。骂喀茂（车前草）30克，葱白（四季葱）30克，大枣7个，金猫狗（狗脊）15克，枫香果（路路通）20克，大血藤20克，松树包（松节）15克。水煎服，每日1剂，日服3次。

（2）虚寒腰痛。糯米500克炒热，布袋装好，直接放在疼痛处热敷，冷后再加热又敷，直到局部疼痛减轻，每日1～2次。同时取小茴香适量碾成细粉吞服，用甜酒送服，每次3～5克，日服3次。

（3）风寒湿邪伤腰疼痛。桃仁去皮尖500克久煎熬成浓膏，每次10克，白酒送服，每日3次，服药后盖被而睡，汗出痛减。

（4）金毛狗脊鲜品100克，猴姜（骨碎补）鲜品100克，延胡索50克，桃仁50克，共同槌烂，加白酒调糊状做成药饼，直接敷腰痛处，每日换药1次。

（5）湿气伤腰，腰部冷痛。猪腰子2个，洗净破开去掉筋膜，放入适量胡椒及盐巴，放入水中腌去腥味，取出滴干水分，加入炒杜仲15克，用鲜荷叶包好，然后放在灶（火炉）中烤熟食之。

（6）寒湿腰痛。肾蕨果（天鹅抱蛋）15克，淫羊藿15克，七叶莲30克，五花血藤15克，见血飞20克，蜂糖罐（金樱子）20克，红牛膝15克。水酒各半煎服，每日1剂，日服3次。

2. 肾虚腰痛病症

症状表现：腰部隐隐作痛，腰腿冷痛或麻木痛，平素怕冷，得热疼痛减轻，不耐体力劳作，疼痛缠绵不休。

病因分析：腰为肾之外候，凡因劳累过度、年老体衰、肾气虚亏或因感受外邪、外伤等致腰部经（筋）脉循行受阻，均可引发腰痛。肾虚所致腰痛，多见病程较长，以虚寒疼痛为主。

治疗方法：

（1）肾虚腰部酸痛。鱼香菜（圆叶薄荷）50 克鲜品，刀把豆（刀豆）100 克，与鸡蛋同煮 6 个，每日吃 3 个，同时吃刀豆喝药汤。

（2）肾虚腰部酸痛，下肢发冷。刺蒺藜适量烘干碾成细粉，加入适量蜂蜜调和为丸如黄豆大，每次 20 丸，米酒送服，日服 3 次。

（3）肾虚腰部冷痛。黑豆 250 克，用杜仲浸泡液拌湿炒热，用布包裹好，熨滚腰部，冷了又加热，反复熨之，直至腰部内感觉发热痛即可止。

（4）肾虚腰痛，腰膝酸软无力。羊脊骨（包括羊脊髓)1 具，羊肾 1 套，肉桂 10 克，小茴香 10 克，当归 10 克，阳雀花根（或用黄芪）20 克，干姜 10 克，共同炖熟，然后吃肉喝汤。

（5）肾虚腰急痛。制鳖甲 20 克碾成细粉，每次 5 克，米酒送服，日服 3 次。

### 3. 气血瘀阻腰痛病症

症状表现：腰痛有定处，按之痛加重，有的局部出现隐形瘀斑（点），活动、行走疼痛加剧，不灵活，腰不能直立；有的腰痛牵扯腿脚麻木、胀痛等。

病因分析：由于平素身体较差，气血不足，稍有不慎扭伤腰部，或遭寒冷邪气侵袭，导致腰部气血阻滞，引起腰痛。还有因受外部碰撞、跌仆、扭伤等都会发生气血瘀阻而致腰痛。

治疗方法：

（1）腰痛不止。丝瓜籽 50 克炒焦，碾成细粉吞服，每次 6 克，淡盐水送服，每日 2 次。同时可用药粉加米酒调均，涂敷腰痛处。亦可用丝瓜根烧灰存性碾成细粉吞服，每次 6 克，温酒送服，每天 2 次，效果亦佳。

（2）扭跌伤腰痛。观音虫（土鳖虫）10 克，研成细粉吞服，每次 6 克，白酒送服。每天 2 次。

（3）腰痛如针刺。小茴香适量炒焦碾成细粉吞服，每次 6 克，用淡盐水送服，每天 2 次。同时用米 500 克炒热，布袋包好熨敷痛处，腰痛即止。

（4）气血虚腰冷痛。小茴香 10 克炒焦研成细粉，取猪腰子一对，剖开洗去筋膜，把茴香粉放入腰子内，用牛皮纸浸湿包好，放炭灰（子母灰）中煨熟，空腹时食猪腰子，用淡盐水送服。

（5）跌仆扭伤，腰痛有瘀血。新鲜的白毛夏枯草 100 克，擂烂加白酒调匀，药水内服，药渣敷腰痛处。

（6）腰腿疼痛无力。菟丝子 50 克，红牛膝 50 克，焙干碾成细粉，加入甜酒调糊为丸如黄豆大，每次空腹服 30 丸，米酒送服，连服 2 ～ 3 次，腰痛可好。

## 二、疝气类病症

疝气类病症，历代论疝包括多种病症，名目繁多、各说不一。根据临床表现，归纳如下：①泛指体腔内容物向外突出的病症，多伴有气痛症状，故有“小肠气痛”之说。②指生殖器、睾丸、阴囊部位病症，如男女外生殖器溃烂流脓、尿道流出污浊物、睾丸或阴囊肿大疼痛等病症。③指腹部的剧烈疼痛，兼有二便不通的病症。故有“病在少腹，腹痛不得大小便，病名曰疝”之说。

姜彦儒先生在《本草医方》书稿中，记载“疝气类”病症医方有 60 条之多，但是重复内容、条文也较多，为了方便于整理，我们以“小肠气痛类病症”“外生殖器、睾丸、阴囊部位类病症”和“腹部疼痛类病症”3 个小类分别进行整理编写。

### 1. 小肠气痛类病症

症状表现：这类病症包括小肠气痛、疝气偏坠痛等，临床表现主要有腹腔内容物向外突出，如腹股沟疝气、肚脐疝气。发作时有小腹气痛坠胀、阴囊坠胀、鼓出包块肿物，站立、行走时阴囊肿包增大、坠胀痛明显加重等。

病因分析：小肠气痛病症，多由气血虚亏，脾胃功能失调有关，脾胃消化吸纳、运化水湿功能减弱，气血则不足，可引起气虚下陷，导致腹腔内容物向外、向下突出。如果遭到风寒邪气所伤，气血变虚，血脉运行不畅而发生疼痛，有的因为肝失疏泄调达，也可引起小肠气痛病症。

治疗方法：

1）内服药方

（1）小肠疝气。笔筒草（木贼）15 克切细，文火炒焦，加水煮开片刻，当茶水服用，也可加少许米醋兑服。

（2）小肠气坠痛。小茴香 15 克，花椒 15 克，炒焦碾成细粉，每次 3 克，米酒送服，日服 2 次。

（3）小肠疝气，小腹坠胀疼痛。山中麻雀 1 只，去毛及内杂，用明矾 15 克放入麻雀肚腹中，用麻线捆好，取桑枝柴烧火把麻雀烧成炭，碾成细粉，空腹白酒送服，每天 1 只，连吃 2 ～ 3 只即好。

（4）小肠疝气，阴囊坠胀。牯牛的卵蛋（睾丸）1 对，洗净切片，文火煮熟至烂，加入小茴香粉 5 克拌匀吃，1 天内分 2 次吃完。

（5）小肠疝气，偏坠胀痛（脐下最痛）。吴茱萸 500 克，分成 4 份，分别用酒、醋、井水、童尿浸泡一宿，沥干焙干，加泽泻100克碾成细粉，调糊为丸如黄豆大，每服20丸，空腹用淡盐水汤送服，每日2次。

（6）小肠疝气剧痛。生鸡蛋2个，用温水1次冲服，同时在肚脐下三指处爆三灯火，痛可止。

（7）疝气疼痛。大茴香15克，小茴香10克，花椒10克，猪尿胞一个洗净。把几味药一起放入猪尿胞内，用麻线固定好，放入砂罐中加水酒各半，文火慢慢炖熟至烂，然后吃肉喝汤。

（8）小肠疝气。柴胡8克，当归6克，醋白芍15克，小茴香10克，乌药15克，艾叶10克。水煎服，每日1剂，日服3次。

2）外用药方

（1）小肠疝气，偏坠气痛，一阵一阵发作疼痛。石灰、五倍子、山栀子各等分，碾成细粉加醋调成糊状，贴敷疼痛处，一夜痛可止。

（2）小肠疝气，疼痛剧烈。小茴香300克，食盐100克，共同炒热，用布包裹好，直接熨敷疼痛处，冷了又加热，反复熨敷，直到疼痛减轻或停止。

### 2. 外生殖器、睾丸、阴囊部类病症

症状表现：这类病症包括外生殖器、睾丸、阴囊部位发生的疾病，其临床表现主要有阴茎肿痛、阴头生疮、阴囊肿胀、外阴发痒作痛、生疮流脓等。

病因分析：多因情志失调，郁火内生，损伤肝脾；湿热下

注，蕴蒸生毒；外阴不清洁，汗渍侵蚀皮肤，加之体内热毒，故引发阴肿、生疮、阴部肿胀、发痒等病症。

治疗方法：

1）内治药方

（1）阴肿疼痛。三月苞根20克，四大天王（四块瓦）10克，四季红（头花蓼）20克，黄柏皮15克，骂喀茂（车前草）20克。水煎服，每日1剂，日服3次。

（2）阴囊肿痛。小茴香10克，滑石20克，骂萨菇（蒲公英）20克，奴金奴银（金银花）15克。水煎服，每日1剂，日服3次。

（3）外阴瘙痒作痛。蓝靛根（板蓝根）15克，奴菊高芹（野菊花）15克，教忍冬（忍冬藤）15克，千里光20克，黄芩15克，娘茅帕（白茅根）20克。水煎服，每日1剂，日服3次。

（4）阴囊肿痛，生疮作痒。黄柏皮15克，干羊屎15克，骂萨菇（蒲公英）20克，三棵针15克，酸汤杆（虎杖）15克，马鞭草15克，骂喀茂（车前草）20克，三叶木通10克。水煎服，每日1剂，日服3次。

（5）阴囊胀痛。橘核15克，香附子10克，龙胆草10克，黄珠子（山栀子）15克，红牛膝15克，娘闹（夏枯草）20克。水煎服，每日1剂，日服3次。

（6）男子阴肿作痒。桃仁30克，炒焦碾成细粉，每次6克，米酒送服，日服2次。

（7）卵蛋（睾丸）肿痛。算盘子（小山楂果）20克，杏仁15克，白胡椒5克，上药共碾成细粉，每次6克，温水或酒送服，日服2次。

（8）缩阴走子。阴桃子（在桃树上自然枯死的桃子）15克，阴桐子（在桐油树上自然枯死的桐子果）15克，八月瓜20克。用酒煎服，每天1剂，日服2次。

2）外治药方

（1）阴肿有刺痛、汗出。四季葱（香葱）50克，韭菜根50克，水杨柳树根50克。每日1剂，水煎熏洗患处，日洗2次。同时用新鲜的葱白50克，乳香20克，共同捶烂取汁，涂擦患处，痛可止。

（2）阴囊生疮溃烂流水发痒。小麦冬100克全草煮水，取装茶油的罐子外面的油皮，加桐油少许，用灯盏熬热，铺在白棉布上，贴敷在患处，每日换1次，直至伤口愈合。

（3）阴茎生疮溃烂。丝瓜籽、莲子、五倍子各适量共同捶烂，加蜂蜜少许煮热，取药液涂擦患处有良效。

（4）阴茎生疮溃烂流脓。生甘草30克煎水熏洗，再取毛蜡烛（蒲黄）烧灰，加茶油调匀涂擦患处。

（5）阴囊溃烂。牛蹄壳烧灰与孵出小鸡的蛋壳炒焦共碾成细粉，取新鲜的四季葱（香葱）50克捶烂取汁，再加上蜂蜜少许一起调成糊状，贴敷患处。

（6）男女阴肿痛。鲜葱白捶成膏糊状，加入少许麝香拌匀，贴敷肿痛处，2 个小时痛止，洗去药渣即好。

（7）外茎（阴门）生疮溃烂。绿豆粉、曲蟮（地龙）粪各等分，用茶油调匀涂擦患处。

（8）阴囊肿痛。银花藤 30 克，蓝靛根（板蓝根）20 克，蜂房 20 克，骂萨菇（蒲公英）30 克。每日 1 剂，煮水熏洗。

（9）外阴肿痛。娘闹（夏枯草）50 克，黄柏皮 30 克，骂喀茂（车前草）50 克。煎水熏洗，肿痛可消。

### 3. 腹部疼痛类病症

症状表现：这类病症包括缩阴、走子（隐睾）、腹痛等症，其临床表现主要有睾丸肿痛或缩入腹绞痛，痛时身体弯曲头部沉重不能举，小腹疼痛剧烈，在疝痛发作时伴大小便排泄不畅等症。

病因分析：主要是肝气不调，上下之气不顺，气结于下腹；或下部受外来风寒热邪侵犯，脾的排泄功能不足，导致湿热下注阴部、小腹之间发生本类病症。

治疗方法：

1）内治法

（1）疝气冲胁，如刀刺痛，喘息不得卧。小茴香鲜品切细捣汁，与酒拌匀吞服。

（2）小腹绞痛。苦荞麦 200 克，葫芦巴 200 克，先用米酒浸泡 4 个小时，然后晒干，加上小茴香 100 克炒焦，共碾成细粉，用酒调糊为丸如黄豆大，每次空腹服50丸，日服2次，不久大便排出脓液疼痛即止或减轻。

（3）气痛绕脐冲心及卵蛋（睾丸）肿偏坠。老扯丝皮（杜仲）、小茴香、荔枝核、橘子核各等分，共同炒焦碾成细粉，每次9克，热酒送服，日服2次。

（4）卵蛋（睾丸）肿或缩入腹内绞痛，身体弯曲头不能抬举、小腹急胀欲死。曲蟮（地龙）24条，加水1500毫升，煮取浓汁500毫升当茶水频服；或取新鲜蚯蚓（地龙）3条，洗净泥土绞汁服用，疼痛可缓解。

2）外治法

腹痛胀痛，脐周痛甚。干鸡屎10克，小茴香10克，花椒5克，共同炒焦碾成细粉，加酒拌匀，贴敷在肚脐周围，同时用针刺手指尖，放出血数滴（男左女右），痛可止。

## 三、脚病类病症

脚病类病症，包括多种表现在脚上的病症，有的病症是发生在腿脚的病，如“足趾鸡眼肉刺”“远行脚趾（板）起泡”“寒湿脚气”等，其发病原因是外来邪毒伤害所致。也有很多病症是由于体内其他病因引起脏腑功能受损而发病，如“脚麻木症”“脚酸痛浮肿”“脚气浮肿”“脚气走痛”等，这些病症是脏腑、经络、气血方面功能失调所致，却从脚上表现出来（编者注）。

姜彦儒先生在“脚病类”中写有 40 个条目，但有重复和与脚病类病症不相体符的内容，我们在整理中做了些调整，分别以“内服方药”和“外治方药”进行编写。

症状表现：以脚肿、脚气冲心、脚气肿痛、脚气抽筋缩痛、脚冷肿痛、脚气走痛、脚趾（踝）肿痛等为主。但许多脚部的症状，是因为内部病症表现出来的，所以，我们在辨病治疗时，一定要采取看、听、问、摸的诊病方法进行综合分析辨病治疗。

病因分析：由于脚病类病症除了急性跌仆伤引起脚或脚踝部瘀肿疼痛外，其他的脚肿痛、脚气冲心痛、脚气痛、脚抽筋肿痛等症状，都是由于体内正气（气血）虚损，寒湿冷毒之邪引起气血筋脉活动力弱，气脉血水运行不强，导致体内寒冷湿邪难以排出体外而引起，是体内病症表现于外。对脚病类病因的分析，前面我们已作说明，因为脚病类表现的临床症状只有一个，不能作为疾病发生的依据，所以，我们只能根据姜公所列的脚病类病症做出粗浅的病因分析。综合姜公所列脚病类的方药，主要有由于气血亏虚、寒冷湿邪、外伤跌伤局部气血瘀阻引起的局部肿胀麻木疼痛较为多见。

治疗方法：

1）内治方法

（1）脚气筋骨作痛。忍冬藤、花、叶各等分烘干碾成细粉，每次 6 克，白酒送服，每日 2 次。

（2）手脚酸痛肿胀。胡麻仁 500 克炒焦，加米酒 1000 毫升浸泡 3 天后，开始服用药酒，每次 30 ～ 50 毫升，日服 2 次。

（3）脚气冲心，或心烦眩晕、目不识人。黑豆 200 克，加水 500 毫升煮成 200 毫升服用，1 天 1 剂，连服 5 ～ 7 天症状可减，效差者再食之。

（4）手足不遂（活动欠灵活）、骨筋节疼痛。淡豆豉 200 克，微炒后蒸 3 次，布袋装好加米酒 2 斤浸泡 3 天，取药酒煨热服，服药后取微醉药效佳。

（5）脚气浮肿，小腹疼痛胀满。新鲜马齿苋洗净切细，和粳米煮粥食用，肿即消。

（6）脚气浮肿疼痛。血桃花（又叫“毛桃”）50 克阴干，碾成细粉，每次 5 克，温酒送服，2 ～ 3 次肿可消。

（7）脚气冲心。吴茱萸、生姜各适量，共同捶烂，取汁服用效甚良。

（8）脚部疼痛缩筋。牛克膝（土牛膝）根、千年矮、软筋藤各 20 克。水煎服，每日 1 剂，日服 3 次。服药同时亦可取此药液涂擦疼痛筋骨处，疗效会更好。

（9）脚气掣痛（抽痛）者。用乌药 30 克，同鸡蛋用砂罐煮熟，取蛋去壳食之，用煮蛋的药汤送服鸡蛋，效果更好。

（10）男女脚气、骨节皮肤疼痛。五加皮、远志（去心）各 50 克，酒 2 斤（1000 毫升）浸泡，春秋季浸 3 日，冬季浸 4

日，取出阴干碾成细粉，用原浸泡酒调糊为丸如黄豆大，每次40～50丸，温酒送服，日服2次即效。服此药方进食健气力强，不健忘。

（11）老人脚气痛，乏力酸软。猪腰1对，加金毛狗脊20克，炒杜仲20克，和尚头（续断）20克，一起煮熟1次顿服，每日1次，连用3～5天，脚气疼痛即好。

（12）老年脚软，咳嗽气喘。新鲜巴岩姜（骨碎补）20克，洗净去毛皮，切碎剁细，加鸡蛋2个，搅匀，文火煎熟吃，每天1次，连用5～7天，即可止脚痛、平咳喘。

2）外用方法

（1）脚气烂溃疼痛。黑山羊角1对，烧灰存性，碾成细粉，米酒或米醋调成糊状，贴敷患处，用布包好，每天换药1次，3～5日即愈。

（2）腰腿风湿疼痛不止。鲜荆条叶不枸多少，先蒸热放入大瓷器罐中，在其下用文火温之，令病人把脚置于叶中，蒸时叫患者常旋转脚，需等皮肤出汗，或稍觉疲倦时即停止热蒸，用被子盖上，避免风吹，每天1次，连用3～5天，疼痛可止或减轻。

（3）大脚拇趾关节肿痛（痛风症）。铁灯台（七叶一枝花）、红牡丹根各适量，加醋混合磨浓汁涂擦患处，并用药汁口服，每次20毫升，日服3次。

（4）脚卷筋（抽筋疼痛）。独头大蒜擦足心使其发热，同时用冷开水吞食大蒜3瓣或独蒜1个即效。

（5）脚板、脚趾生长鸡眼，肉刺顶痛。枯矾、黄丹、朴硝各等分，共碾为细粉加醋调匀，涂擦患处，日擦3～5次，鸡眼肉变软，取出即愈。

（6）腿脚麻木。橘子树叶、野花椒树叶、过墙风（三角枫）、生姜皮、松树叶各适量煮水泡脚，然后用瓦针在脚趾头上放血数滴，腿脚麻木就可减轻。

（7）手足皲裂。酒糟、腊猪肉脂（油）、生姜汁、食盐各等分。拌匀炒热，涂擦患处（可引起疼痛，痛后再擦），数次过后即愈。

（8）脚膝浮肿。新鲜的葱茎叶、荷花叶、鱼鳅串（马兰）各适量，煮水熏洗肿痛处，每天2次，连用3～5天即可消肿。

（9）脚气肿痛。用猪牙皂、赤小豆各等分，共碾成细粉，加入米醋调成糊状，涂抹患处，每天两次，连用3～5天，肿痛可消。

（10）鹅掌风、脚趾溃烂脱皮疼痛。黄柏皮烧灰存性，碾成细粉，用茶油调匀涂擦患处，每天2次，连用5～7天可好。

（11）脚气冲心。白矾50克，花椒30克，木姜子30克，煮水泡脚，每天1次，连用3～5天即有效。

## 四、跌仆损伤、金枪伤、烫火伤类病症

此类病症多由外来因素引起，或跌仆伤筋断骨，或受刀斧枪伤，或受水火烫伤等，亦可分为跌仆损伤、金枪伤、烫火伤几类，在此不再细分，概括为一类病症论治。

症状表现：由于受伤的原因不同，临床表现也不同，有因跌仆损伤引起的肌肉肿胀、疼痛及伤筋、骨折等；因刀斧所伤引起的出血不止、伤口不收等；因受水火烫伤引起的皮肤水泡、溃烂、化脓等。

病因分析：跌仆损伤即称跌打损伤，泛指跌、打、磕、蹍等原因引起的筋骨损伤、瘀血肿痛、经络不通甚至脏腑受损等。金枪伤泛指因打斗或劳作中受刀枪、金属器械、棍棒等物所伤引起。烫火伤泛指高温引起的灼伤，因高温液体（水、汤、油等）或蒸气所伤引起为烫伤，被火焰或火器所伤为火伤。

治疗方法：

（1）跌打损伤肿痛。红母猪藤根（最好是用鲜品药）擂烂成绒，放瓦上晒干，再碾成细粉，米酒调敷痛处。

（2）刀伤，久烂不收口。豆豉叶擂烂敷伤口处扯毒（土语：骂忍白布扯毒），再用封口药（巴地黄、红茨叶、湾山梨、截犁、骂培、美折蜡各适量），同擂烂敷伤口，若断筋可加金银花叶（药用鲜品）。

（3）刀斧伤，不可见水。生三步跳（生半夏）擂烂带血敷伤口，立刻止痛，并能收口生肌，也可用韭菜汁拌陈石灰阴干后敷伤口。

（4）刀砍外伤。观音草、小水菖蒲、牛克膝、大伤药、小岩蒜、车前草、犁圆草、金银花叶、半耳风芽（药用鲜品）各适量，同擂烂敷伤口处。

（5）热天刀伤，伤口红肿。黄瓜香、野辣蓼、老鸦酸、白蒿菜、细皮树叶等（药用鲜品）各适量，用口嚼烂敷伤口上，几次后肿消收口。

（6）从高处跌下昏迷不醒，瘀血冲心。半夏碾成细粉吹入鼻中，再用生姜汁、麻油搅匀灌鼻中即醒，醒后用荷叶适量烧灰存性，碾细粉吞服，每次 5 克，米酒送服，日服 3 次。

（7）跌打损伤。三月苞根、茶树叶、斑鸠窝（海金沙藤）、白蒿菜、辣蓼叶、老鸦酸、雨点草各 20 克。水煎服，每日 1 剂，日服 3 次。

（8）头骨破裂。葱白擂烂加蜂蜜敷伤处。

（9）骨节损伤或骨折。活螃蟹擂烂，用热酒浸泡，然后喝酒，连服数杯，再用渣敷伤处。

（10）跌仆损伤。蚕沙 120 克，绿豆花粉 120 克，炒黄与枯矾 60 克共碾成细粉，用醋调成糊状敷伤处。

（11）金疮中风，角弓反张（破伤风）。大蒜 500 克，用酒煮得极烂，连渣服下，服药后出一身汗即效。

（12）金疮出血不止。嫩苏叶、桑叶（药用鲜品）共同擂烂敷伤口，血转成脓即好，不留疤痕。

（13）金疮出血。农历五月初五收取的苎麻叶与陈石灰一起擂烂晒干备用。用此药敷伤口处，立刻止血，苎麻叶止血散血甚效。

（14）竹木刺入肉中不出。牛克膝（牛膝）（药用鲜品）适量擂烂敷伤口四周，木刺可退出。

（15）杖疮（棍棒打伤）未破皮。黄泥加童便及蛋清调匀涂敷伤处，干即洗去，再调再敷，随敷随洗数十次，伤处由紫转红为度。

（16）刀伤。陈石灰、新石灰、丝瓜叶、韭菜根各等分，同擂烂制成药饼阴干，再碾成细粉备用，外敷内服均可。此药止血、定痛、生肌，谓之刀伤神药。

（17）高处坠下损伤，血积心胸，呕血不止。荷花焙干碾成细粉吞服，每次服 3 克，以米酒送服，日服 3 次。

（18）一切砍伤与跌打伤。云南叶树皮（刀里木）擂烂敷伤处，老弱者可加黄荆条适量一起擂烂敷，亦可兑酒内服。

（19）水火烫伤，起泡。猪油、桐油、香炉灰、鸡蛋清，混合调匀成稀糊状，先用竹签把水泡刺破，再用鸭毛蘸药膏涂抹患处。

（20）水火烫伤。急用白萝卜绞汁 100 毫升与童便 100 毫升混匀内服，避免火毒攻内，再用大黄粉末与桐油调匀涂擦伤处。

若伤至烂，百草霜 10 克，轻粉 10 克，共碾细粉，用香油调匀涂抹患处。

（21）火烧水烫伤。猫骨、狗骨、鳖甲烧灰存性，共碾成细粉，再加冰片少许，用茶油调匀涂抹患处。

（22）水火烫伤，皮肤溃烂。鸡蛋清与米酒调成药液洗烫伤处，1 日多次，可止痛生肌，亦可用鸡蛋黄与轻粉少许调敷伤处不留疤痕。

（23）水火烫伤，红肿起泡。忌浸冷水。先用酒洗去火毒，再用猪毛烧灰存性，碾成细粉，与轻粉、硼砂少许拌匀，用麻油调涂擦患处。

（24）火药烧伤。鲜黄柏皮擂烂取汁，香油调匀涂擦患处，7 日内不可沾水。

（25）水火烫伤。丝瓜叶焙干碾成细粉，加轻粉少许，蜂蜜调敷患处。

（26）火烧伤。千里光、牡丹花、金银花、铁马鞭、夏枯草、水杨柳、艾叶、石菖蒲、小血藤各适量，用淘米水煎洗伤处，并用鸡蛋黄炒出油涂擦伤处。

（27）火焰灼伤。白及碾细粉与青油（茶油）调匀，涂擦伤处即好。

（28）水火烫伤。猪毛（或野猪毛）烧灰成性，与大黄、冰片一起碾成细粉，用菜油调匀涂擦伤处。又可用虎杖、九里光各适量，水煎浓汁，然后加入冰片少许调匀涂抹伤处。

## 五、虫兽伤类

虫兽伤类病症是指人体被毒虫、毒蛇、兽禽等各类动物伤害后所造成的病症。

治疗方法：

（1）被毒蛇咬伤，毒入体内。两把菜刀于水中相磨，饮其汁。

（2）被毒蛇咬伤，伤口成疮。温酒多次淋洗伤口处，伤口自愈。

（3）毒蛇咬伤，满身红肿发泡。黄荆条嫩叶擂烂取汁涂抹泡上，再用药渣敷伤口周围。

（4）毒蛇咬伤。鲜苎麻叶适量擂烂取汁，兑酒连服 3 杯，再用药渣敷伤口周围。

（5）毒蛇咬伤。细辛 25 克，白芷 25 克，雄黄 3 克，麝香少许，共碾为细粉，用好酒调敷伤口，同时取少许药粉内服，米酒送服。

（6）毒蛇所伤。鲜地榆根擂烂取汁内服，并用药渣敷伤口处。

（7）百虫入耳。两刀于耳前磨敲作声，虫自出。

（8）疯狗咬伤。七叶黄精、韭菜擂烂敷伤口周围令毒汁流出，再用抱木皮、过江龙、茨芭根、过路木根、青江根各 20 克，水煎服，每日1剂，日服3次。

（9）疯狗咬伤。黄豆嚼烂敷伤口周围，再用黑竹根、小巴芒草根、红豆杉树内皮各20克，水煎服，每日1剂，日服3次。

（10）癫狗咬伤。黄牛刺虫焙干碾细粉吞服，每次5克，烧酒冲服，日服3次。

（11）山中草木枝上有石蛭（干蚂蟥）咬人。猪腊肉煎出的油与盐巴调匀涂抹伤处。

（12）蜈蚣入腹。猪血灌入口中，或饱食猪血，再服少量桐油催吐，蜈蚣当吐出。

（13）蜜蜂、蜘蛛伤人中毒。人尿淋洗伤口处。并可治百虫入耳，滴少许入耳内，虫即出来。

（14）蜈蚣咬伤，伤口肿痛。地蜈蚣草擂烂敷伤口处。又可用紫苏叶嚼烂敷伤口处。

（15）蝎子蜇伤肿痛。明矾碾细抹搽伤口处，立即止痛，再用凉水清洗伤口处。

（16）误吞蚂蟥入腹。多吃蜂蜜即化为水，下利而出。

## 六、痈疽疮疡类病症

痈疽疮疡类病症，是指各种致病因素侵袭人体后，引起的体表感染性疾病的总称，包括痈、疽、疔、疮、疖等。多由毒邪内侵，邪热灼伤血脉，以致气血凝滞而成。姜公在《本草医方》中记录条目较多，我们在整理时有所删减，且痈、疽、疮、疡发病因素和临床表现有所不同，但总的致病因素不离“热毒”“火毒”，所以我们在此概括收录，不再细分。

症状表现：痈疽疮疡类病症致病因素和发病部位不同临床表现也各不相同，有部位的深浅、面积大小、疼痛轻重等，但主要表现为红、肿、热、痛、化脓溃烂或皮肤发痒脱屑等。

病因分析：本病主要为外感六淫邪气，内伤饮食，过食肥甘厚味，损伤脾胃，湿热内生火毒，或外伤邪毒，导致经络阻隔，营卫不和而引起一系列体表或深部的病症。

治疗方法：

（1）疥癣满身，瘙痒难忍。何首乌、苦参、蛇床子、艾叶等分，水煎成浓汁洗浴全身，1 日 2 次，连用数日，甚能排毒止痒。

（2）一切风疮顽癣疥癞，多年不愈。大头鱼（草鱼）1 条（约 500 克）去除内脏，取苍耳菜（苍耳草嫩芽）填满鱼腹，再用苍耳菜置锅底，把鱼放在菜上，加少量水，用文火把鱼煨熟，然后把鱼去骨、皮，食鱼肉，功效甚好。

（3）疔疮疼痛。野菊花适量擂烂取汁 50 毫升，用热酒调服，服 1 ～ 3 次即起效。

（4）瘘疽瘰疬及发背痘疮溃烂。干牛屎适量烧灰存性，菜油调成糊状外敷患处，能生肌拔毒。

（5）杨梅疮（即梅毒，因疮的外形似杨梅，故名“杨梅疮”)。土茯苓 50 克水煎取浓汁，与茶水同服，每日 1 剂，日服 3 次。

（6）对口疮（项痈，俗称“搭背”或“背花”）。茄子蒂 7 个，何首乌 30 克，陈酒 1 碗，同煎，服药后取被子盖好，促汗发出为度，其症状即减轻或好转。又可用鲜水仙花根擂烂敷疮口四周，中间留孔，待脓汁流出即好。

（7）癣疮作痒。酸浆草擂烂取汁涂搽患处，数次即好。

（8）妇女乳房生疮，不治其毒可伤命。泽泻 15 克，青皮 15 克，白芷 15 克，橘子叶 30 片。水煎服，每日 1 剂，日服 3 次。

（9）一切诸恶疮及发背欲死。伏龙肝（灶心土）与大蒜各适量，共擂烂如泥贴敷患处，干了又换，连敷数次，或者与鸡蛋黄调匀涂敷。

（10）疔疮肿痛。土蜂窝、蛇蜕各等分烧灰存性，共碾细粉吞服，每次 5 克，白酒送服，日服 3 次。

（11）瘭疽恶疮，生于手足肩背，累累如赤小豆。燕子窝土与米汤水调成糊状敷患处。

（12）九子疡（中医称“瘰疬”，相当于西医的淋巴结核）初起。三根针捆在一起在香油灯上烧红，然后迅速在肿块处刺出血，把血擦净后用溏鸡屎敷其上。又可用三年的青菜子、黄珠子（山栀子）各适量，共擂烂敷患处。

（13）九子疡溃烂。旧毡帽烧灰存性，碾成细粉茶油调敷患处。

（14）九子疡烂成黄鳝眼。九里光、大风消各适量熬成浓汁，先用淘米水清洗患处，再用鸡毛蘸药汁涂搽。

（15）九子疡。金银花、灯心草、夏枯草各 20 克。水煎服，每日 1 剂，日服 3 次。同时采上药鲜品擂烂敷患处。

（16）深部九子疡。蓖麻子、木鳖子、大枫子、乳香、没药、松香、杏仁各 15 克，共捣烂制成药饼，再加酒调匀敷患处，1 日 1 换，连用数日，九子疡逐渐消去。

（17）九子疡。地枇杷嚼烂敷患处。又可用野魔芋擂烂用炭火煨热敷患处。

（18）多年顽疮。臭树（接骨木）皮上砍一口子，里有汁水流出，取汁涂疮上，多涂几次可痊愈。

（19）诸般恶疮。白矾适量火煅为末，再蜜炼为丸如黄豆大，朱砂为衣，每次服用 10 丸，连须葱煎水送服。又可用无名异、大黄、白矾各等分，共碾成细粉，用醋调敷患处。

（20）一切恶疮。硫黄 90 克，荞麦粉 60 克，共碾成细粉，用井水调成糊状制成药饼晒干备用，如有恶疮病人，取药饼碾碎用井水调稀涂搽患处。

（21）干、湿头疮。白矾（火煅）、半夏（焙干）各等分，共碾细粉，用酒调涂搽患处。

（22）漆疮作痒。白矾水煎洗患处。又可用韭菜捣烂敷患处。又可贯众炒焦碾细粉，用清油调涂搽患处。又可马齿苋、金银花、九里光（药用鲜品），水煎洗患处。

（23）头疮诸疮。先用醋水洗净，再用锅底灰适量、轻粉少许，与猪油调匀涂搽患处。

（24）背花疮。推车虫（蜣螂）、冰片各适量，共碾成细粉，用清油（茶油）调匀涂搽患处。

（25）患痈疽发背，初起未成及诸热肿。湿纸搨其上，干处是头，不论壮数用艾灸之，痛者灸至不痛，不痛者灸至痛乃止，其毒即散，不散亦免疮毒内攻。

（26）一切痈疽及妇女乳痈，小儿头疮浸淫溃烂流黄水，热疮疥癣阴浊。益母草、蒲公英、野菊花（药用鲜品），水煎，日日洗患处，都有疗效。

（27）疔疮（水疔为白色、火疔为紫色），身上发热难受。丝瓜叶或根嚼烂敷疔疮周围，勿封口，再用蔊菜、木香各适量水煎内服。

（28）梅花秃癣。把头剃干净，用猪胆汁涂搽，一日数次，连用 2 ～ 3 日即好，避免日晒。

（29）头上疮癣。露蜂房焙干碾成细粉，猪油调匀涂搽患处。

（30）大疯疬疮。生姜 100 克捣烂取汁，放入铜锅内，再加入白蜂蜜 500 克，用慢火煎熬至姜汁收尽，然后制成药丸如红枣大，每次服用 1 丸，1 日 3 次，以温酒化服，忌生冷及腥臭食物。

## 七、杂伤类病症

杂伤类病症是指因外物（金属或毒虫）或外邪损伤人体引起和一类病症。

治疗方法：

（1）误吞金银在腹中不下。石灰、硫黄等分共碾成细粉吞服，每次 3 克，用白酒送服，连服数次，金银从大便排出。

（2）误吞铜钱入腹。鲜葵花叶捣烂取汁冷服，或用根捣烂取汁服。

（3）误吞钱钗及竹木。饴糖半斤（250 克）慢慢服下，服至 3 杯，异物可从大便排出。

（4）食韭菜时吞水蛭（蚂蟥）入腹，水蛭吸食内脏血，人黄瘦腹痛。羊血 100 克服下，次日早晨食猪油 50 克，水蛭即从大便排出。

（5）误吞蜈蚣入腹。用猪、羊血灌入腹中，不久蜈蚣从大便排出。

（6）误吞金银铜铁入腹。炭烧红碎为细粉，水煎含口中慢慢吞下。

（7）百虫入耳。韭菜汁、鸡冠血各滴入耳中数滴，虫即出。

（8）蚤虱入耳。石菖蒲碾碎，炒热装入布袋中，枕在耳后，蚤虱自出。

（9）壁虱入耳，头痛不可忍。糯稻秆烧灰，再水煎浓汁灌下，虫即死排出。

（10）蚰蜒入耳。大蒜捣烂取汁滴入耳中，虫未出再滴，以虫出为度。

（11）白蛇缠泡，浑身水泡，如白蛇缠身（类似带状疱疹）。白及、龙骨各等分碾成细粉，用无根水（未落地的雨水）调涂擦患处。

（12）羊毛症，肚腹胀痛、呕吐。金银花、菊花、蒲公英、紫背天葵、紫花地丁各 15 克。水煎服，每日 1 剂，日服 3 次。

# 第6章 妇女病类病症

妇女类病症主要是指妇科常见病、多发病的一类病症。由于妇女的生理特点与男子不同，有经、孕、产、乳等特殊生理功能，必然会产生经、带、胎、产及妇科杂病等特有的病症。本章主要讲述妇女各种病症的治疗方法。姜公在《本草医方》中记录条目有60多条，有的内容重复，且记录比较杂乱，我们在整理时按“妇女诸症类”和“胎产类”两类病症编写。

## 一、妇女诸症类病症

治疗方法：

（1）妇女吹乳（乳痈）。韭菜地里的曲蟮（地龙）粪，用醋调成糊状敷患处，干了又换，连敷3次即愈。

（2）妇女乳痈，肿痛。紫苏煎水频服（1次服药量可少，1天内多次服用，相似饮茶水），并用鲜紫苏叶擂烂敷痛处。

（3）妇女乳痈，因天气变化（冷或热时）发作。新鲜白萝卜、鲜蜂窝草（夏枯草）各适量，加盐少许擂烂敷患处。

（4）妇女乳痈。丹参、白芷、芍药各100克，以醋浸泡一夜，再加入猪脂（猪板油）500 克，文火同煎，煎至减半，然后药油涂敷患处。

（5）乳痈，坚硬疼痛。碗中装米醋大半碗，用火把石头烧热放入醋中，趁热洗患处，冷则再把石头烧热投入，连洗 3 次即愈。

（6）勒乳成痈。益母草焙干碾成细粉，水调涂敷乳上一夜即好。也可用鲜品擂烂敷乳上。

（7）妇女月经不来。猪肝与大豆同煮，多吃即来。

（8）妇女月经不行。月月红、鸡冠花、小钓鱼竿草、干薄荷、酒曲草、四轮草、桂枝、红鸭脚菜、红花、牛克膝（土牛膝）各 15 克。水煎服，每日 1 剂，日服 3 次，连服 3 天有效。

（9）妇女月经不调，不孕。千年矮、千年老鼠屎（天葵子）、三月苞根、红鸡冠花各 20 克。水煎兑酒服，每日 1 剂，日服 3 次。

（10）妇女血痨。乌泡根、高坡杨柳根、白蜡树（女贞树）根各 15 克。水煎服，每日 1 剂，日服 3 次。

（11）妇女血风攻脑，头晕眩倒地，不省人事。苍耳草嫩心阴干，碾成细粉，以酒灌服 6 ～ 9 克。

（12）妇女月家痨。冬瓜皮炒焦，白果 7 颗焙干，二者共碾成细粉，蜂蜜为引吞服，每次服 9 克，每日 3 次。又可用四轮草根、大通达根（大通草）、小血藤根、花椒根、石菖蒲根、月月红根各 15 克。水煎服，每日 1 剂，日服 3 次。

（13）妇女小便不通。紫菀焙干碾成细粉，每次用井泉水调服 6 克，1 日 3 次，服之小便即通。本方又可治妇女非月经期小便带血，每次用井泉水调服 9 克，每日 3 次血即止。

（14）妇女五脏发热。水仙花、荷叶、芍药叶各等分，焙干碾成细粉，每次服 6 克，温开水送服，每日 2 次，发热自然消退。

（15）妇女乳上生疮。芝麻炒焦碾成细粉，用桐油茶油调匀涂擦患处。

（16）妇女血崩。贯众与米同炒，碾成细粉，每次服 10 克，用米酒或米醋送服，每日 2 次。

（17）妇女乳裂。秋月茄子（裂开者较好）阴干，烧灰存性，碾成细粉，以水调敷患处。

（18）妇女阴挺出。茄根烧灰存性，碾成细粉，用茶油调匀摊绵纸上，卷成筒纳入阴道内，1 日 1 换，3 ～ 5 次即愈。

（19）妇女阴肿，极痛。鲜马齿苋擂烂取汁敷肿痛处。

（20）妇女阴道虫痞，痛痒不可忍。杏仁去皮烧灰存性，碾成细粉，然后用绵纸包裹纳入阴道内，连用数次起效。

（21）妇女阴疮。蛇床子 50 克，白矾 10 克，水煎频频熏洗阴道。此方又治产后阴脱。

（22）妇女阴痒如虫咬。生桃树叶擂烂，再用绵纸包好纳入阴道中，连换药 3 次即好。

（23）妇女遗尿。公鸡尾毛烧灰存性，碾成细粉，每次服 3

克，白酒送服，日服 3 次。

（24）妇女下阴疼痛。土牛膝 30 克，青藤香 15 克，用白酒煎煮，去药渣分 3 次服，每日 1 剂。

## 二、胎产类病症

治疗方法：

（1）孕妇热淋。车前子 30 克，冬葵根 15 克，淡竹叶 10 克。水煎服，分 3 次服，以利为度。

（2）妇女产后乳少。豆腐切成小块，用红糖煎（不用油）至两面焦黄，食之即下乳。

（3）妇女乳汁不通。木莲 2 个，猪前蹄 1 只，同煮至烂，吃肉喝汤，汤汁饮尽乳汁即通。又可用鲤鱼一条烧成炭，碾成细粉，每次服 9 克，用酒送服，日服 2 次。

（4）乳汁不下。瓜蒌子洗净滤干，炒香碾成细粉，每次服 5 克，米酒送服，日服 3 次，仰卧一宿乳汁即流出。

（5）乳汁不通。白僵蚕碾细粉，每次服 6 克，白酒送服，日服 2 次，服药后梳头数十遍，乳汁如泉下。

（6）妇女产后无乳。猪蹄 1 只，通草 5 克，同煮至烂，然后吃肉喝汤。又可用莴苣菜梗焙干碾成细粉吞服，每次 5 克，温水送服，日服 3 次。

（6）妇女产后风寒。黑豆 1 茶杯（约 100 克）炒黄，再以白酒煮熟，然后去豆喝酒。

（7）妇女产后阴脱及阴痒。蛇床子与明矾各适量水煎频洗阴部。

# 第7章 小儿类病症

小儿诸病类主要讲述小儿常见病、多发病及各种杂病的治疗方法。由于小儿抵抗力较差，容易被外邪所侵，引起各种外感病症；还有饮食不洁、不知饥饱，易伤脾胃，引起腹痛、腹泻及肠道寄生虫病等。小儿的病理特点是发病容易，传变迅速，容易形成“症候”（急症），前面第三章已专门讲了“症候”论治。姜公在《本草医方》中小儿类病症记录条目较多，有的内容重复，且记录比较杂乱，我们在整理时按“小儿诸症类”和“新生儿类”两类病症论述。

## 一、小儿诸症类病症

治疗方法：

（1）小儿丹毒。多年灶心土碾成细粉，用井泉水调涂擦患处，干了又涂，1日数次。又可用梁上尘与米醋及猪油调匀，涂搽患处，1日3次。

（2）小儿舌肿痛。巴豆半颗与米饭同擂烂，用布包贴敷眉心处（印堂穴），眉心处起泡即好。

（3）小儿走肾子（疝气）。牛克膝（牛膝）、四轮草、龙芽草各10克，水煎兑酒服，每日1剂，日服3次。

（4）小儿食积引起痢疾。巴豆（煨，去油）碾细与百草霜（锅底灰）调匀，再用面粉调糊为丸如绿豆大，每次服3～5丸，日服3次。赤痢用甘草汤送服，白痢用米汤送服。

（5）小儿头上生疮，浸淫成片。梁上尘与油瓶底沉渣调匀备用，先用猪牙皂煎水洗患处，再用上药涂患处。

（6）小儿伤寒，百日肚热。先于木盆（或桶）内加入20斤水，再取一铁片烧红，放入木盆（或桶）里淬之，再烧再淬，反复3～7次，然后在水中放入7片柳树叶给小儿洗浴。

（7）小儿泄泻吐黄。寒水石25克，生甘草10克，共碾成细粉，每次服3克，日服3次，温开水送服。

（8）小儿惊风。朱砂碾细粉，用井泉水调涂头顶（百会穴）、手足心、内外八卦穴、前胸及后背，同时用金银花适量水煎频服。

（9）小儿不尿（小便不通）。食盐少许，小茴香5克，放在肚脐中，再用艾灸之，以小便通为度。

（10）小儿水泻。胡椒90粒与酒曲一同擂烂，制成药饼，蒸热贴敷肚脐上，连用数次即好。

（11）小儿蛔虫腹痛。红蛇苞根（蛇莓）适量水煎服，连饮数次虫即排出。

（12）小儿蛔虫脐周疼痛。崽草根（一支箭，其根如蛔虫样）、天青地白、猪牙皂各15克。水煎服，每日1剂，日服3次。

（13）小儿肚脐肿胀。先用荆芥水煎清洗患处，再用葱白擂烂煨热去火毒，贴敷于肚脐上肿胀即消。

（14）小儿风癣作痒。白矾、千里光各适量用火烧化，再投入热酒中制成药酒，然后用布蘸药酒涂擦患处。

（15）小儿脱肛。荆芥、猪牙皂等分水煎清洗肛门处，再用铁浆（铁浸泡于水中后生锈形成的混悬液）涂擦患处，此方亦治子宫脱出。

（16）小儿夜啼。牵牛子（黑、白各10克）20克碾成细粉，水调敷肚脐上小儿啼哭即止。

（17）小儿雀盲症（夜盲症）。羊肝1具（不用水洗，用竹刀剖开），谷精草1握（约20克），入瓦罐内煮熟，每日吃羊肝喝汤，屡屡见效。

（18）小儿眼红。黄连磨淘米水涂脚心。

（19）小儿到三四岁还未说话。赤小豆适量碾成细粉，每日用米酒调糊状敷舌下。

（20）小儿误吞铜钱或硬物。艾蒿1把，水2500克煎至500克，去渣频服，硬物自化。

（21）小儿鲫鱼惊风症。蛇苞根（蛇莓）30克，生姜3片。水煎服，每日1剂，日服3次。同时用生姜、葱白擂烂为饼贴敷肚脐上。

（22）小儿热痢。嫩黄瓜1个与蜂蜜少许同煎煮，吃瓜喝汤，连吃 10 余个即愈。

（23）小儿头上长肥疮。在每年寒食节收取桃花晒干，碾成细粉备用，小儿长肥疮时，于饭后取药粉 3 克，用温开水调服，日服 3 次。

（24）小儿痞积。椿树根皮 100 克晒干，碾成细粉，再用粟米（小米）煮浓汁调糊为丸如黄豆大，10 岁之前小儿每服 3 ～ 4 丸，日服 3 次。

（25）小儿肚胀不消。车前子适量焙干，碾成细粉，田螺蛳 3 个擂烂调匀，布包敷肚脐上，对时（24 小时）即好。

（26）小儿咽喉肿痛。蛇蜕烧灰存性，碾细粉与乳汁调服，每次 3 克，日服 3 次，此方亦治小儿木舌。

（27）小儿痫疾。鳖甲烧灰存性，碾成细粉，每次服 3 克，用乳汁调服，日服 3 次。

（28）小儿卵肿（阴囊肿大）。蚯蚓（地龙）屎与薄荷汁调匀涂患处，数次后肿可消。

（29）小儿口舌生疮。锅底灰时时涂搽口内，又可用黄连碾成细粉，调蜂蜜服下亦好。

（30）小儿口舌生疮，不能吃奶。白矾适量与鸡蛋 1 个放醋中浸泡，用醋水涂小儿足心，每日涂 5 ～ 7 次，连涂 2 ～ 7 日可好。

（31）小儿生水痘后，目生翳子。覆盆子根洗净晒干，碾成极细粉，和蜂蜜少许点眼，每日点 2 ～ 3 次，连点数日翳自散去，百日之内效果较好，久则难治。又可用蝉蜕碾成细粉，每次服 4 克，以猪肝煮汤送服，日服 3 次。

（32）小儿水肿，大小便不利。牵牛子（黑、白各 10 克）20 克，炒焦碾成细粉，用水调糊为丸如绿豆大，每次服 5 ～ 7 丸，1 日 3 次，萝卜籽（莱菔子）煎水送服。

（33）小儿秃疮。松香 15 克碾细粉与猪油 30 克调匀，涂搽头上，1 日数次，连用数日即好。

（34）小儿肚痛。千年矮根适量水煎服，日服 3 次，同时用香油煎鸡蛋贴敷肚脐上。

## 二、新生儿类病症

治疗方法：

（1）小儿初生有白膜裹住舌面或舌根，可用指甲刮破，再用白矾粉敷之，若不把白膜摘除，小儿有可能会至哑。

（2）小儿脐风。艾叶烧灰存性填肚脐上，再用布缠紧扎好，1 天换药 1 次，连用 7 天。又可用独蒜切片，安放脐上，用艾柱灸之，口中有蒜气出即好。

（3）小儿胎热，身上湿烂。屋上青苔碾成细粉，用茶油调涂搽烂处。又可用蜂窝泥碾成细粉，用茶油调涂搽患处。

（4）小儿不尿。此为胎热。大葱白切 4 节与乳汁半杯同煮，分 4 次服下，小便即通，不吃奶者服下即吃。

（5）小儿胎毒。生胡麻嚼烂，用棉布包好放小儿口内，让小儿慢慢吸吮，其毒自下。

（6）小儿胎毒。初生时，以韭菜汁灌入小儿口中，吐出恶血水，其毒自消。又可用淡豆豉煎浓汁饮 3 ～ 5 口，其毒自下，又能助脾气。

（7）小儿奶菌，满口白膜。天青地白、鸡脚草各适量，淘米水浸泡一夜，用干净布蘸药水擦拭口内。

（8）小儿月内不吃乳，口舌内生疮如小米粒。天青地白、三月苞根同擂烂，与黄酒浸泡，然后用新毛笔或鸡毛蘸药汁涂口内，1 日数次。又可用地虱（鼠妇）适量，炒焦碾成细粉吹舌上即好。

# 第8章 面部类病症

本章节主要讲述面部黑斑、面色晦暗及面上生疹子等病症的一些治疗方法，面部类病症在姜公《本草医方》中内容较少，但是与其他类病症在病因及症状表现上都有区别，不宜列入其他病症中，所以在这里单独列为一章论述。

治疗方法：

（1）面部黑斑如雀卵色。白术适量碾成细粉，用白酒浸泡7日，然后每日擦拭斑上有效。

（2）面色黧黑。瓜蒌瓤60克，杏仁10克，猪肾1具，同熬成膏状，每晚涂搽面上，多用面上白而光华。

（3）面色黯黑。天门冬太阳下曝晒干然后碾成细粉，与蜂蜜适量调制成丸如红枣大，每日用3～5丸水解洗面，面可转白。

（4）面色发黑、晦暗。取冬瓜一个，用竹刀刮去皮，切片加水酒各5斤把冬瓜煮烂，直至熬成膏状，装入瓶内，每晚涂搽面部，面可转白。

（5）面部黑暗。浮萍晒干，碾成细粉，每日水调涂搽面部。

（6）面部斑痕。马齿苋适量，水煎洗面，每日3次。

（7）面色发黑、粗糙。白冬瓜 150 克，桃花 120 克，白杨柳树皮 10 克，共焙干碾成细粉，于饭后用酒送服 5 克，日服 3 次。连服 30 日面部转白，面容光润；服 50 日手部转白。

（8）面色发黑。用桑树上木耳焙干，碾成细粉，每次于饭后服 3 克，用温水送服，连服 1 月即好。

（9）面上生瘖子（即瘾疹、风疹块）。米粉、柳花（碾成细粉）、朱砂（水飞）各 10 克拌匀，每次饭前服用 3 克，用井泉水送服，连服 10 日开始起效，20 日小便当出黑色，面色即转晶莹嫩白。又可用农历三月初三收取的桃花，七月初七收取的鸡血藤，共碾成细粉，用水调匀涂抹面上，2 ～ 3 日后则面色变得光华。

# 第9章 眼耳鼻喉舌类病症

眼耳鼻喉舌类病症是指发生于眼、耳、鼻、喉、口腔等部位的病症，即现在所说的五官科范畴。此类病症内服外治法都有，在姜公《本草医方》中以外治法为多，效果也较好，有很多独特的治疗方法值得参考。

## 一、眼类病症

眼类病症是指由各种原因引起的眼部疾病，眼病的病症较多，根据发病部位、病因和症状的特点有外障和内障之分。

症状表现：外障多见眼睛红赤、痛痒、肿胀、怕光流泪、眼屎多，眼有星点、云翳等，主要指外眼病；内障多有视物昏蒙，瞳神变色、变形等，主要指眼底病。

病因分析：外障多因外邪侵入，或内有食滞、湿热痰火，或者外伤等因素；内障是因为气血虚弱、肝肾亏损、情志内伤、劳神过度使脏腑经络失调，至精气不能上荣于眼。

治疗方法：

（1）风眼（一遇风吹就发痒，迎风流泪等症状）。过墙风、金银花根、白蜡树叶、鸭脚木叶各适20克。水煎服，每日1剂，日服3次。

（2）烂眩风眼。红枣1枚去核，用青矾2克置于红枣内，放入碗中加水300毫升，把碗放饭上把红枣蒸熟，取碗里的水来洗眼，数次可好。又可用红枣3枚去核煨熟，与青矾5克同擂烂，再加热熏洗眼睛。

（3）火眼红肿。取鸡蛋1个煮熟，从中剖开，取出蛋黄，将铁线草擂烂放入蛋中，再将蛋合上敷熨眼上即效，又可用白菊花适量水煎洗眼。

（4）老花眼（远视眼）。水木树根7节，猪肝剖开把药插入猪肝内煮熟，然后吃肝喝汤。

（5）治火眼。方1：千里光适量，熬成浸膏点眼角。方2：十大功劳或3颗针根各适量，熬浸膏点眼。方3：蚂蟥10条，蜂蜜15克，共放入瓶中把蚂蟥闷死，然后用蜂蜜点眼。方4：猪胆汁适量溶化枯矾2克，然后取汁点眼。方5：十大功劳、夏枯草各30克，水煎服，每日1剂，日服3次。

（6）天行赤眼。朴硝20克放入碗中，加200毫升开水，将朴硝溶化，等药液凉后用来洗眼，每日3次。

（7）红眼病。金银花20克，板蓝根20克，蒲公英20克，连翘10克，荆芥10克，防风10克，黄芩10克，柴胡10克，薄荷6克，桔梗6克，甘草6克。水煎服，每日1剂，日服3次。

（8）眼弦赤烂。黄连、防风、柴胡各适量，水煎，先熏后洗患眼处。

（9）针眼，眼睑硬结。新鲜鸭跖草的茎折断，挤出汁液涂于患处，每日 4 ～ 5 次。又可新鲜蒲公英洗净擂烂，敷于患处。

（10）眼睑囊肿。天南星 6 克加冰片少许，共碾成细粉，醋调涂抹患处，每日 4 次。

## 二、耳类病症

耳类病症是指由各种原因引起的耳部病症，姜公在《本草医方》中记录内容较少，主要为耳内流脓（中耳炎）、耳痒、耳内出血等。

症状表现：耳内流脓、耳痛、耳痒、耳聋、耳鸣等。

病因分析：引起耳病的原因有内因和外因之分。内因又有虚实之分，实证主要为湿热和瘀滞，或痰热内扰，或痰火上扰等；虚证为肾气不足，或气血亏虚，或虚火上炎等。外因主要为风邪外袭或外力损伤耳部。

治疗方法：

（1）耳内出血。蒲黄适量炒黑，用井水调匀放入耳内血立止。

（2）中耳炎。方 1：鲜百合打烂包耳后。方 2：鲜虎耳草适量搓烂取汁，滴入耳内，每日滴 3 次。方 3：蟥蟮尾血滴耳中，每日滴 3 次。方 4：白巩烧枯碾成细粉，吹入耳中。方 5：滚屎

虫（蜣螂）焙

粉，兑清油滴耳中。放入耳中。方6：干螺蛳焙干碾成细中。方8：麝香磨水取汁，适量碾成细粉，用药棉蘸作耳1颗，白矾3克，共碾细成粉，吹汁涂耳中。方9：五倍子殃殃）的适量榨取汁，滴入耳内。方11 方10：小锯锯草（猪根藤，切断取汁滴耳内。方12：蚯蚓（地龙）7条，洗净焙干粉，菜油调滴入耳内。

（3）耳内奇痒。蛇蜕一条烧灰成存性，碾成细粉备用，先用白酒数滴滴入耳内，用棉布拭干，再用麦秆或竹筒把蛇蜕粉吹入耳中，数次后痒可止。

（4）耳道生疖肿。苍耳虫100只，冰片1克装入瓶中，加入50克香油，浸泡7日，取出苍耳虫碾成糊状敷于肿处，每日换1次。

## 三、鼻类病

鼻类病是指发生于鼻部的一类病症，鼻是人体呼吸道的重要门户，外邪入侵时，鼻首当其冲，故鼻病是一个极广泛的常见病、多发病。

症状表现：鼻塞、流涕、鼻出血、鼻中息肉，或鼻中生疮（生虫）等。

病因分析：引起鼻类病症的原因有外因和内因。外因主要门户，所以气候变化为外邪入侵，鼻是人体与外界易引起鼻类病症，吸入粉尘最易影响到鼻，无论风寒以及外物损伤鼻部；内因是体内及有害物质也易引起或体内瘀血阻滞都可导致鼻病发生。湿热内蕴，或肝胆

治疗方法

（1）鼻[illegible]，鼻中有蚁虫。小风消、九里光各适量水煎熬成膏状，加入冰片少许搅匀用布摊干，再与白矾、冰片同碾成细粉吹入鼻中，鼻内起水，蚁虫从喉间排出。

（2）衄血（鼻出血）不止。先用井水洗脚，右鼻出血洗左脚，左鼻出血洗右脚，然后用有百草霜（锅底灰）冷水调服，鼻血即止。又可用白善土（泥）15 克碾成细粉，井水调服，连服 2 次断根。

（3）鼻出血不止。白瓷器碾成细粉吹入鼻中，鼻血立止。又可用独蒜一个擂烂贴敷足心。又可用贯众适量碾成细粉吞服，每次 5 克，冷水送服。又可用白茅根碾成细粉吞服，每次 10 克，淘米水送服。又可用艾叶烧成灰塞鼻中，同时用艾叶 50 克水煎内服，日服 3 次。

（4）鼻痈，不闻香臭。铁锁在岩石上磨，取掉下的铁屑与猪油调匀，用绵纸包裹塞入鼻内，过几天有肉长出即好。

（5）鼻中息肉。枯矾碾细粉与猪油拌匀，用绵纸裹塞鼻中，数日后息肉随药消去。又可用青蒿烧成灰与石灰等分，加水熬成膏状，再用药膏点息肉上即好。

（6）鼻渊流涕。苍耳子碾成细粉，每次服5克，温开水送服，日服2次。

（7）肺痈鼻塞、鼻衄。箬叶（即粽子叶）烧灰与白面粉拌匀，每次用井水送服10克，日服3次。

（8）鼻生虫，鼻内溃烂。茶树下的蜘蛛焙干碾成细粉，用香油调擦鼻中，初起未烂者用红萝卜叶擂烂调菜油塞鼻内即好。

（9）鼻疳，鼻口溃烂。杏仁加热压出油涂搽患处。

（10）鼻窒，气塞不通。苦葫芦子碾细粉，用酒浸泡3～7天，然后取药酒每天滴入鼻中。又可用干柿子拌粳米煮粥食用，连吃数天，鼻即通畅。

（11）鼻塞出水，多年不闻香臭。蒺藜100克捣碎，用一碗水煎至半碗水，先含一口米饭满口，再用药汁滴入鼻中，不通再滴，直到打喷嚏，喷出似红色的蛹虫，息肉即好。

（12）鼻生蚁虫。甘草、山药、黄芩、猪角皂、白菊花、细辛、槟榔、鹤虱、砂仁各等分，共碾成细粉，每次取药粉2克，吹入鼻中。

（13）鼻中流黄水不止。丝瓜近根部3～5寸处的藤茎，烧灰存性碾成细粉，用白酒调服。

（14）鼻中有虫。马蹄香放入瓦罐内，加醋浸过药物，封口，再放鸡蛋一个在上面，放在病人床下一夜，每日换蛋不换药，数日过后即好。又可用五加皮、铁马鞭、马钱子、大钓鱼尾、苦楝皮、山乌龟、白杨柳、野苞草、过江龙各15克，共煮水，于夜间趁热熏鼻，连用数日起效。

（15）鼻渊流臭汁。老刀豆焙干碾成细粉，每次 9 克，白酒调服，严重者不过服 3 次即好。

（16）鼻中生疮。杏仁去皮尖碾碎，用人乳调涂疮上。

（17）赤鼻（酒糟鼻）。硫黄 15 克放入布袋与豆腐同煮，豆腐煮变黑色，去豆腐，再与玄明粉 15 克，朱砂 2 克，冰片 2 克，共碾成细粉，每次取少许于夜间用自己的口水调涂搽鼻上。

## 四、咽喉类病症

咽喉类病症是指发生于咽喉部的一类病症，包括乳蛾（急、慢性扁桃体炎）、喉痹（急、慢性咽炎）、喉喑（急、慢性喉炎）等。

症状表现：咽喉肿痛、干痒、溃烂，或喉内起白膜，或喉中如有物梗（梅核气）等。

病因分析：一个是外来因素，受凉最容易引起咽喉类病症，当身体抵抗力下降或较差时，容易受凉，引起咽喉病症；周围环境粉尘较多，或空气干燥、空气过热也易引起咽喉类病症，空气多尘与燥热，容易伤津耗气损阴，咽喉失于濡养而致病。一个是内在因素，平时多食辛辣厚味，或烟酒过度，容易引起脾胃积热而生痰，痰热上壅咽喉而致病。

治疗方法：

（1）乳蛾（扁桃体肿大）。土蜂窝（露蜂房）1 个，八瓜金龙9克，焙细粉备用，先用瓷瓦片或银针刺击扁桃体，令出血数滴，药粉用鸡毛涂在扁桃体处。

（2）咽喉肿痛。嫩含口内慢慢咽之。又可用老黄瓜1个剖开去子，用硝石填再碾成细粉备用，咽喉肿痛时，每次取少许吹喉中。

（3）鸡、鱼骨硬喉。鲜苎麻根擂烂取汁灌下。

（4）缠喉风。生苍耳草根适量，老姜1块，同擂烂取汁兑酒服。

（5）喉痹乳蛾。新鲜牛膝1把（约30克），艾叶7片，同擂烂取汁，与人乳混合灌入鼻内，片刻后有痰涎从口鼻排出即好。

（6）喉痹塞口。韭菜地里的蚯蚓（地龙）数条，加米醋一起擂烂取汁服，服下后吐出痰血2～3杯即好。

（7）冬月喉痹肿痛，不可忍。蛇蜕适量放碗中烧出烟，用嘴巴对碗口上把烟吸入口中，连用数次即好。

（8）咽喉肿痛或口腔红肿。搜山虎、射干、车前草根、一支箭根、小风消根、野叶烟根各20克，用糯米水浸泡一夜后开始服用，每次服100毫升，日服3次。

（9）咽喉赤肿。天青地白、铁马鞭、水灯草（都用鲜品）各适量，同擂烂，再用糯米水浸泡一夜，每次服50毫升，服时先含口内再慢慢吞下。

（10）缠喉风，咽喉面外面灼热又麻又痛。牛鼻串（牵牛鼻入喉中甚效。

的绳子）烧灰碾成极细粉，用竹吐之不出，吞之不下。厚

（11）喉中忽硬一块如，甘草3克，老姜1片。水煎

朴、制半夏、茯苓、紫

服，每日1剂，日服

（12）虚火咽喉干痒。丝瓜1个，把斜偶（九节茶）

20克，蒲公英25克，麦冬15克。水煎服，每日1剂，日服3次。

防喉病要诀：凡在三四月间有喉病者，皆因寒冷天气沉结

不开，每至春二三月乳蛾喉病易发。

防病药方：初交冬时扯四月萝卜菜，摊在房瓦上任其日晒风吹、露浸霜打，不要收下，直至下年立春前一日收下，用草绳挂在无风无日晒之处，到春二三月收下切碎，再放在瓶子或罐中，用酱油或盐腌制备用，用时取此菜适量放饭上蒸熟，饭前先服此药，食后可防喉病发作。若有人正患喉病者，可取此药煮汤服。

## 五、口舌牙痛类病症

口舌牙痛类病症是指发生于口腔内的一系列病症，包括口病、舌病及牙病。

症状表现：口舌生疮、口腔糜烂、舌面出血、舌体肿痛，及各种牙痛、虫牙、牙齿松动等。

病因分析：口腔内病症与各个脏腑功能密切相关。心开窍

于舌，心火上火，易致口舌生疮，红肿疼痛等；肝主疏泄、调节情志，情志不遂、肝气郁结易致口腔病症，轻则舌体肿胀麻木，重则积聚成块；脾开窍于口，又主运化，脾失健运而致口干舌燥，脾虚湿蕴易致口唇糜烂等症；胃失和降可致口臭，胃火炽盛可引起口干口苦，牙龈出血肿痛等；肾主骨生髓，齿为骨之余，故肾精、肾气不足时可致牙龈萎缩、牙齿松动等。

治疗方法：

（1）舌卒肿大，如猪脬（猪尿泡）状满口。釜底墨适量，与米醋调成稀糊状，涂搽舌面，1 日搽数次，以肿消为度。

（2）口唇肿紫黑色，痛痒不可忍。铜钱 4 个在磨刀石上磨，取磨下的屑与猪油调匀涂搽肿处，1 日搽数次，不久肿即消。

（3）口内生热疮。铜钱 5 个烧红，投入 100 毫升的酒中，把铜钱取出，把酒服下即好。

（4）口舌生疮。白矾（碾细粉）、黄丹（水飞）各等分，拌匀搽舌上即好。

（5）舌上出血如钻孔。香茹（矮鬼针草）30 克，仙鹤草 30 克，茜草 20 克。水煎服，每日 1 剂，日服 3 次。又可用绿豆 300 克水煎服，日服 3 次。又可赤小豆 100 克研碎，煎浓汁服，日服 3 次。

（6）重舌鹅口。赤小豆适量碾成细粉，与米醋调匀涂搽口内，1 日搽数次。

（7）舌麻木肿胀满口。蚯蚓（地龙）1 条加水捣烂如泥浆状，然后取药汁涂搽舌面，1 日搽数次，不久肿胀渐消。

（8）满口烂疮。生姜适量捣烂取汁，频频含口中漱口，不要吞下，吐了又含。也可用干姜碾成细粉，频频擦口内亦效。

（9）鹅口疮，口腔自内而发。白鹅羽毛适量烧成灰擦口内，1 日数次，连用数日即好。

（10）口中生蕈。先以米醋漱口，再用茄子根烧灰与食盐等分，再加少许米醋调匀，时时擦拭舌面，渐渐可好。

（11）舌面出血。槐花适量，焙干碾成细粉，直接敷舌面上，出血可止。

（12）口舌生疮溃烂（口靡），水谷不下，为膀胱经移热小肠上为口靡。野菊花、黄柏皮、柴胡、地骨皮各 15 克。水煎服，每日 1 剂，日服 3 次。

（13）舌肿满口。蓖麻子 40 粒，碾压出油涂绵纸上，把绵纸卷成筒状点燃，让烟熏入口中，肿未退再熏，以好为止。

（14）舌体忽然肿大。公鸡的鸡冠血涂搽舌面上，1 日搽数次，舌体渐渐缩小。

（15）舌体肿胀疼痛，立刻欲死（病情急重）。皂矾放新瓦上焙到红色，再碾成细粉，用醋调成稀糊状，敷舌面上，敷 1 次便可疼痛减轻，敷多次后肿胀渐消。

（16）重舌、舌麻木。白僵蚕碾成细粉，吹入口中即好。

（17）口鼻溃烂。五倍子烧灰存性，碾成细粉，每日擦于创口，连用数日可好。

（18）舌硬口禁。木贼适量水煎频频漱口，也可用米醋时时含漱亦好。

（19）风牙肿痛。3年陈石灰与细辛等分，共碾成细粉，频频擦牙上即好。

（20）虫牙肿痛。黄茄子根烧灰擦虫牙处，牙痛可止，或者用花椒碾成细粉，用温水浸泡后，频频漱口亦能止痛。

（21）风热牙痛。新鲜槐树枝200克，煎成浓汁两碗，再放入食盐100克，熬至汁干，然后碾成极细粉末擦牙上，牙痛即好。

（22）牙齿松动。食盐与猪牙皂，按1:2的量同焙焦，碾成细粉，每夜涂在牙齿上，1个月后牙齿能变坚硬。

（23）风牙、虫牙疼痛。黄蜡加热熔化后摊在绵纸上，再把绵纸卷艾叶成条状，点燃熏鼻中，左边牙痛熏右鼻孔，右边牙痛熏左鼻孔，烟从鼻孔中进入口中，感觉烟气满口后，即张口吐出来，连续熏几次后痛止肿消。

（24）牙龈肿痛。苍耳子适量水煎，取药液趁温时含口中，冷了吐出，再含温药，如此1剂药含完即好，也可加入点食盐更好。

（25）牙齿松动，牙龈肿痛。白蒺藜适量碾碎，淡盐水煎，待水温降低频频漱口，同时用蒺藜根烧成灰涂牙上，牙齿逐渐变得坚固。

（26）牙齿松动，头生白发。大瓜蒌一个从顶部切开，取出瓤，放入青盐 100 克，杏仁（去皮）37 粒，再用原顶盖住扎紧，用泥和盐把瓜蒌包住放火上煅烧存性，碾成细粉，每日擦牙 3 次，每日不间断，牙齿坚固如初。

（27）牙齿受风即痛。六谷根（薏苡根）适量水煎，含漱，凉了又换，1 日数次，连用数日有效。

（28）牙生蚁虫。韭菜连根洗净捣烂，加上黄泥巴调成糊状敷在牙痛处，再用纸盖住，过不久取下，蚁虫即黏在泥上。

（29）风热牙痛，百药不效。老丝瓜一个与盐巴一起炒呈炭状，再碾成细粉，频频擦牙上，口内有口水流出即好。腮部肿痛，用水调此药粉敷肿痛处亦有效。

（30）牙宣，牙齿暴露疼痛。丝瓜藤 1 把（约 50 克），花椒 1 把（约 20 克），灯心草 1 把（约 20 克），共煎成浓汁频频漱口，效果明显。

（31）牙痛，日久不愈。枫树上长的浆脂，碾成细粉，与香灰混匀频频擦牙上，连用数日后牙痛渐好。

（32）风火虫牙疼痛。新鲜的杨柳树白皮适量，擂烂取汁，涂于牙根处，每日数次，连用数日可好。

（33）牙齿裂开疼痛。地龙适量，焙干碾成细粉敷痛牙上，牙痛可止。地龙粉与枯矾粉一起混匀可治齿缝出血。

（34）走马牙疳（溃疡坏死性口炎）。鸡肫内黄皮（鸡内金）5 个（不能水洗）与枯矾一起焙干，碾成细粉频频擦口内，疗效甚好。

（35）阴虚牙痛。地骨皮同猪肉一起煮熟，吃肉喝汤，多吃几次就好。

（36）火牙疼痛。食盐少许放在龙眼肉内，敷贴牙痛处，1日换药1次，连用3日，牙痛可止。

（37）牙宣（牙龈炎），牙龈肿痛。鱼腥草、马鞭草、车前草各20克，白芷、地骨皮各10克，露蜂房、甘草各6克。水煎服，每日1剂，日服3次。

# 第10章 其他类病症

# 一、怪症类

怪症类病症主要是指人患的病症比较奇怪，临床上比较少见的病症，这类病症表现比较奇特、症状各异，病因也比较特殊，或者原因不明，在治疗方法上也比较独特、各异。

治疗方法：

（1）病人哭闹不休。食盐适量烧红，用河水煮开服下，探喉吐出热痰数次即好。

（2）人手足忽生倒刺，如针锥痛。葵花叶 100 克，水煎服，1 天 1 剂，日服 3 次，其痛减轻，倒刺渐好。

（3）发斑怪症，眼赤鼻张，浑身出斑，毛发如铜铁之色。此是热毒结于下焦。白矾 50 克，滑石 50 克，水煎服，此为 1 次剂量，连服数次即好。

（4）人好吃生米，口出清水。鸡骨与白米各等分炒焦碾为细粉，温开水调服，每次 5 克，连服数次，服药后口中有虫吐出，似米形即好。

（5）人忽遍身皮里混混如波浪声，痒不可忍，抓之出血，痒不可止。此为气奔。虎杖、青盐各 30 克，细辛 10 克。水煎服，每日 1 剂，日服 3 次。

（6）人遍身如虫行，既痒且痛，不能饮食，名血壅。赤皮葱适量烧成灰，再用水煮开，待温度稍降时淋洗全身，同时以淡豆豉 100 克煎水服，连用数次后自安。

（7）体如虫行。即风热引起。盐 5 斤，水 100 斤煮开，倒入木桶内泡浴全身，泡 3 ～ 4 次后即好，此法亦可治疗一切风疾。

（8）应声虫病，腹中有物作声，随人言语是为应声虫。蓝靛鲜叶擂烂取汁 1 杯（约 100 毫升），1 次服之即效。

## 二、急救类病症

急救类病症主要是指一些比较危急的病症，表现为昏迷不醒、四肢厥冷，脉微欲绝等。本节主要讲述各种意外引起的危急病症，以及中毒、中暑、中邪等病症的治疗方法。

治疗方法：

（1）人自缢昏迷不醒，但仍有气脉。梁上尘适量，放入竹筒中，4 个人同时吹入两耳及两鼻中，打喷嚏人即苏醒。又可用猪牙皂适量碾成细粉，用竹筒或麦秆吹入鼻中，打喷嚏即醒。

（2）自缢垂死者，心下犹有温度，气未断绝。急取鸡冠血滴入口中，以安心神，不久后慢慢苏醒，一般男子用雌鸡鸡冠血，妇女用雄鸡鸡冠血。

（3）人溺水迷昏不醒。灶中温热灰覆盖全身，从头至足，只露七孔，良久即苏醒。同时，用棉布包裹石灰纳入肛门中，水出尽即苏醒。

（4）脱阳虚症，四肢厥冷，不省人事，或小便紧痛，冷汗气喘。把食盐炒热后，用棉布包裹熨敷脐下，冷了加热再熨，直至四肢有温度为止。

（5）脱阳危症，凡人大吐大泄之后，四肢厥冷，不省人事。先用葱白炒热熨肚脐，再用葱白、三七茎擂烂，以酒煮灌入口中，阳气即回。

（6）中暑昏迷。黑芝麻炒焦，碾成细粉，用井泉水调服即好。

（7）中暑昏迷，不省人事。猪牙皂烧灰存性，甘草略炒与猪牙皂灰等分共碾成细粉，用温水调灌下，人即苏醒。

（8）中暑毒。大蒜擂烂取汁，温水送服，服下即醒。

（9）一切中暑、中气、中毒、中邪及干霍乱暴卒之病。姜汁和童便灌下立马可解，因为姜汁能开痰下气，童便能降火。

（10）夏日口渴昏迷。地浆水一大杯（约200毫升）饮下即好。

（11）忤恶（中邪）昏迷。瓦罐盛热水，隔衣熨肚腹上，水冷再换热水，数次可好。

（12）外出中邪，于道间门外得之，令人心腹痛胀，满气冲心胸，不治即死人（病重昏迷）。好墨磨水服 6 ～ 9 克即好。

（13）突然中邪，神志不清。黑豆 20 颗（炒焦碾成细粉），鸡子黄 1 个，用开水搅匀 1 次顿服，服药后人即渐渐清醒。

## 三、保健延年类

本节讲述的是具有保健延年作用的一些药物及药酒的制作方法。

（1）黄精受戊己之淳气，故为补中官之圣品。其法用根，不拘多少，水煮沥出苦味，再熬成膏状，用黑豆炒香碾成细粉与之调匀，制成药饼（每个约 20 克），日服 3 次，每次服 2 饼，米酒化服。又可用黄精适量洗净放入缸内，上甑子蒸，上气蒸透后取出晒干，再次蒸透，如此反复 9 次，然后收取慢慢服用，常服可以养阴润肺、补脾益气、滋肾填精。

（2）每年农历八月至九月采挖天门冬根晒干，碾成细粉，每次服用 5 克，日服 3 次，久服补中益气，治年老虚损、绝伤偏枯、半身不遂，风湿不仁、冷痺恶疮、痈疽癞疾，去癥病积聚、风痰癫狂，轻身延年、辟谷不饥。又可用鲜天门冬捣烂取汁加蜂蜜熬成膏状，每次服 1 匙（约 5 克），日服 3 次。

（3）何首乌丸。何首乌 1 斤，怀牛膝 4 两，大枣 4 两，黑豆半斤，共碾为细粉，蜜炼为丸如黄豆大，每次服 30 丸，空腹温酒或开水送服。功效：壮筋骨、长精髓、补血气，久服黑须黑发、坚阳道、轻身延年。

（4）菖蒲乃水草之精，神仙之灵药。菖蒲根（细小似鱼鳞者佳）适量，用淘米水浸泡一夜，再用铜刀刮去根须曝晒干，碾成细粉，蜜炼为丸如黄豆大，每天晨起时服 20 ～ 30 丸，白酒送服，临睡时再服 1 次。服至 1 个月消食行气；2 个月化湿痰除，服至 5 年骨髓充盈、面色红润、白发转黑、牙齿从生。其药以五德配五行，叶青、花赤、茎白、根黑、心黄，并治一切诸风手足顽痺、瘫痪不遂、五劳七伤，祛寒湿，除三尸九虫。

（5）核桃补肾温肺。初日服核桃 1 颗，5 日后加服 1 颗，加至 20 颗为止，再从服一颗开始，周而复始，如此常服令人饮食倍增、肤肉光润、须发黑泽、血脉通畅，延年益智。

（6）农历三四月份采摘新生松树叶（松针）、柏树叶长三四寸者阴干，再碾成细粉，蜜练为丸如绿豆大，常于早晨（日未出时）朝东方焚香，手持 81 丸用酒送服。此药能除百病、益元气、滋五脏六腑、清明耳目、强壮不衰、延年益寿神验。用农历七月初七收集的露水调和为丸效果更佳。服药时忌食猪、羊肉。

（7）松树叶（松针）切细阴干，碾成细粉，每日饭前用酒送服 10 克，初服稍难以下咽，久则自然服用，长久服用令人不老，轻身益寿，绝谷不饥不渴。

（8）女贞子，补肝肾、强腰膝。于农历十月上旬巳日收取阴干，用时以酒浸1日再蒸透晒干，取1斤。墨旱莲阴干取1斤，桑椹子阴干取1斤，共碾成细粉蜜炼为丸如黄豆大，每次服70～80丸，淡盐水送服，久服须发由白转黑，面色如孩童。

（9）补益神效药——枸杞。春采叶、夏采皮、秋采子、冬采根，并酒浸透后露天晒49个昼夜，取日精月华之气，再碾成细粉，蜜炼为丸如枣子大，早晚服1丸，用百沸汤调服。

（10）茯苓服百日，百病消除。茯苓切成小块放入缸内，用酒浸绵纸封口，100日后开启，其色如锡。每日服食1块，服用百日后肌肤润泽；1年后可夜间视物；长久服用，肠化为筋，延年耐老。

（11）五加皮酒。治一切风湿痿痹，能壮筋骨、填精髓。五加皮适量洗净去心煮取浓汁，与米面混匀，蒸熟拌上酒曲，如常规酿酒法酿制成酒饮用。

（12）白杨树皮酒。治风毒脚气，腹中痰癖如石。白杨树皮适量洗净切片煮取浓汁，与米面混匀，蒸熟拌上酒曲，如常规酿酒法酿制成酒饮用。

（13）女贞树皮酒。治风虚（体内虚弱，而外感风邪）、补腰膝、强筋骨。女贞树皮适量切片煮取浓汁，与米面混匀，蒸熟拌上酒曲，如常规酿酒法酿制成酒饮用。

（14）牛膝酒。壮筋骨、补虚损、治痺瘴、除久痢。牛膝根适量煮取浓汁，与米面混匀，蒸熟拌上酒曲，如常规酿酒法酿制成酒饮用。

（15）枸杞酒。补虚弱、益精气、壮阳道、止目泪、健腰膝。枸杞子适量煮熟捣烂，与米面混匀，蒸熟拌上酒曲，如常规酿酒法酿制成酒饮用。

（16）菖蒲酒。治三十六风、一十二痹，通血脉，久服耳目聪明。九节菖蒲适量用木刀切碎煮取浓汁，与米面混匀，蒸熟拌上酒曲，如常规酿酒法酿制成酒饮用。

（17）菊花酒。治头风，明目，去痿痹，消百病。菊花适量煮取浓汁，与米面混匀，蒸熟拌上酒曲，如常规酿酒法酿制成酒饮用。

（18）黄精酒。壮骨筋、益精髓、治百病。黄精适量煮取浓汁，与米面混匀，蒸熟拌上酒曲，如常规酿酒法酿制成酒饮用。

（19）桑椹酒。补五脏、明耳目，治水肿不下则满，下之则虚，入腹则十无一生。用鲜桑椹适量捣汁，与米面混匀，蒸熟拌上酒曲，如常规酿酒法酿制成酒饮用。

（20）蓼叶酒。久服聪明耳目、健壮脾胃。将蓼叶适量洗净煮取浓汁，与米面混匀，蒸熟拌上酒曲，如常规酿酒法酿制成酒饮用。

（21）松节酒。治冷风虚弱，壮筋骨及消脚气、绥痹。松节适量劈成小块煮取浓汁，与米面混匀，蒸熟拌上酒曲，如常规酿酒法酿制成酒饮用。

（22）柏叶酒。治风痹历节。侧柏叶适量煮取浓汁，与米面混匀，蒸熟拌上酒曲，如常规酿酒法酿制成酒饮用。

（23）椒柏酒。元旦（农历正月初一）饮之辟一切疫瘟不正之气，除夕时以花椒 3 ～ 7 粒，侧柏叶 7 匹，浸酒 1 瓶，次日服之。